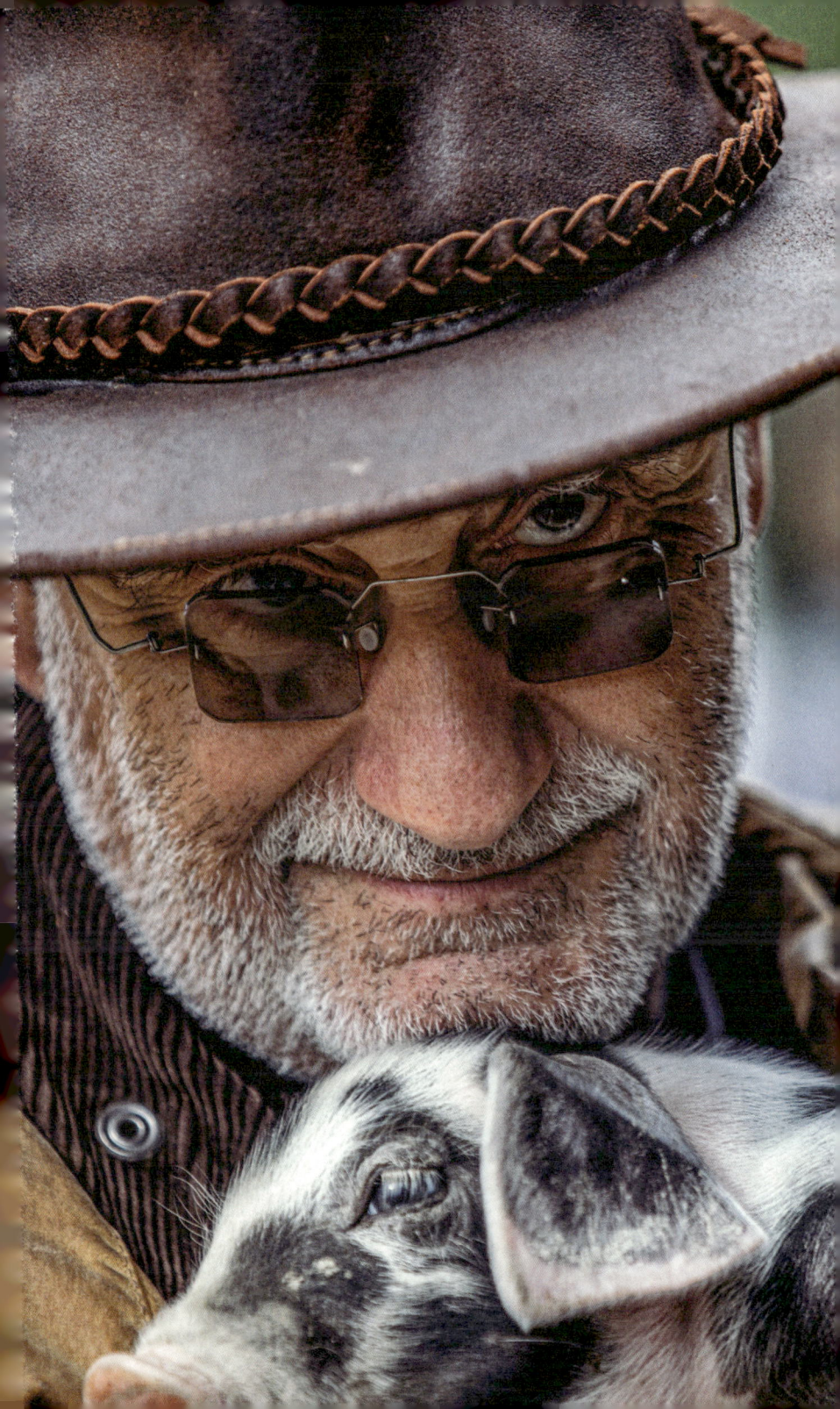

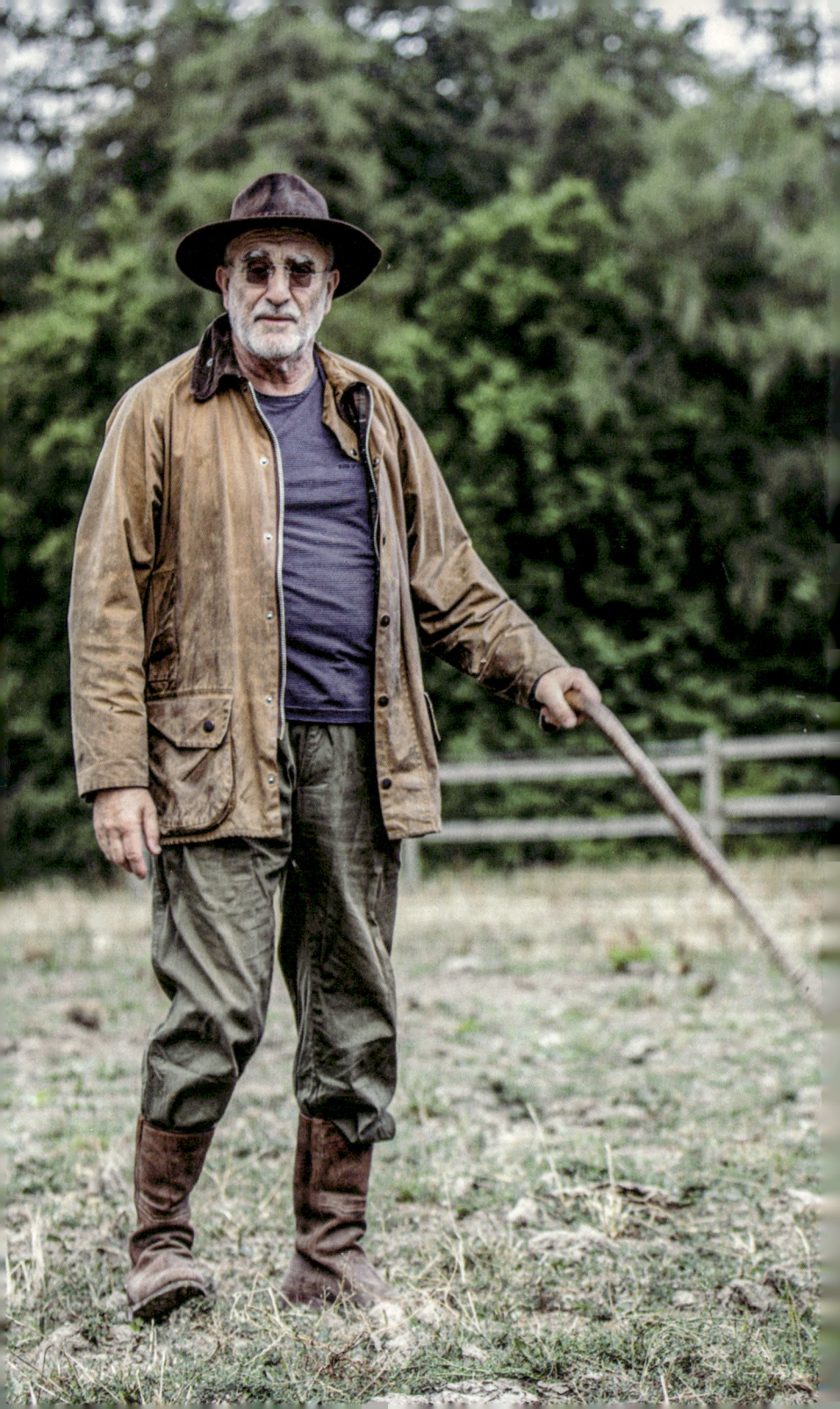

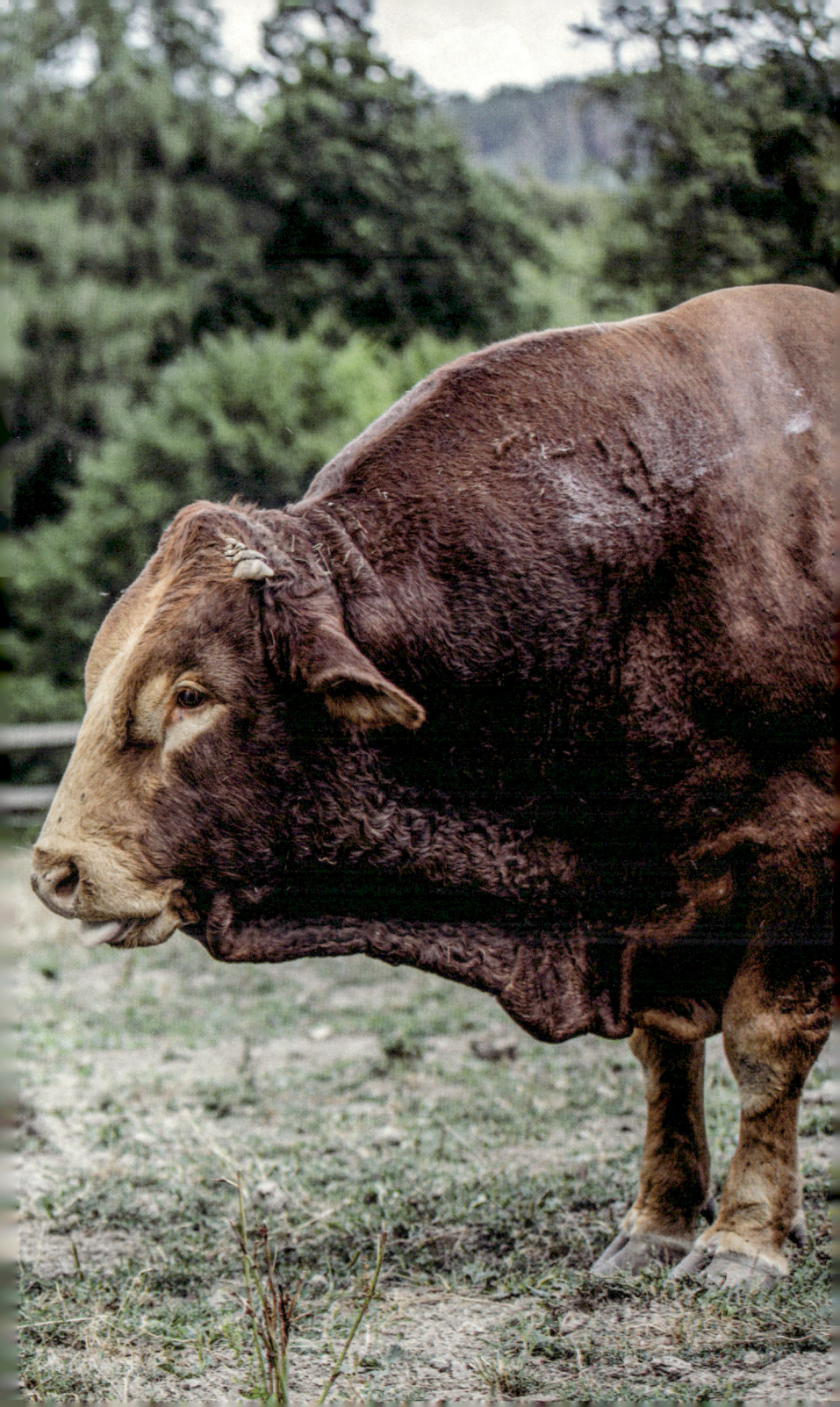

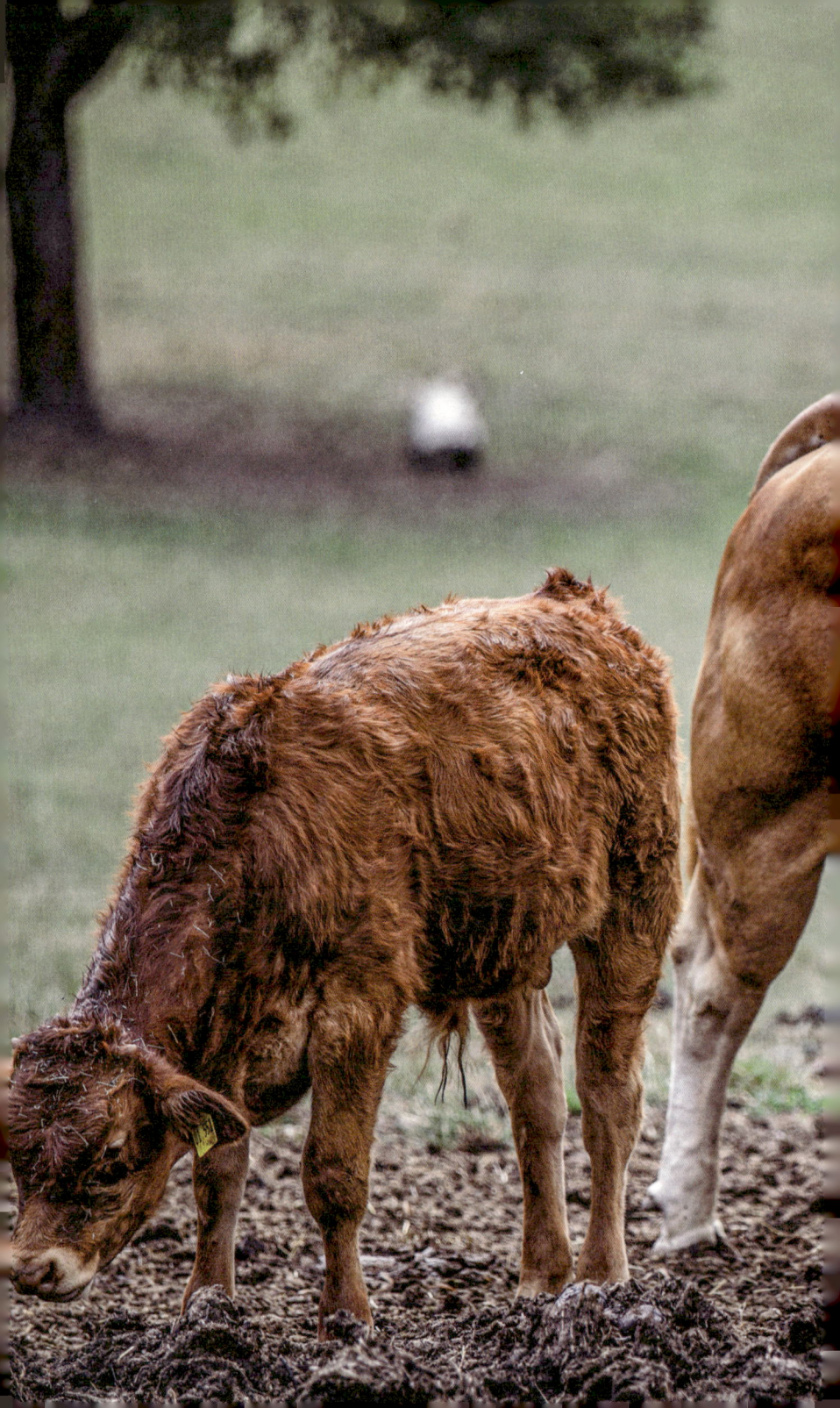

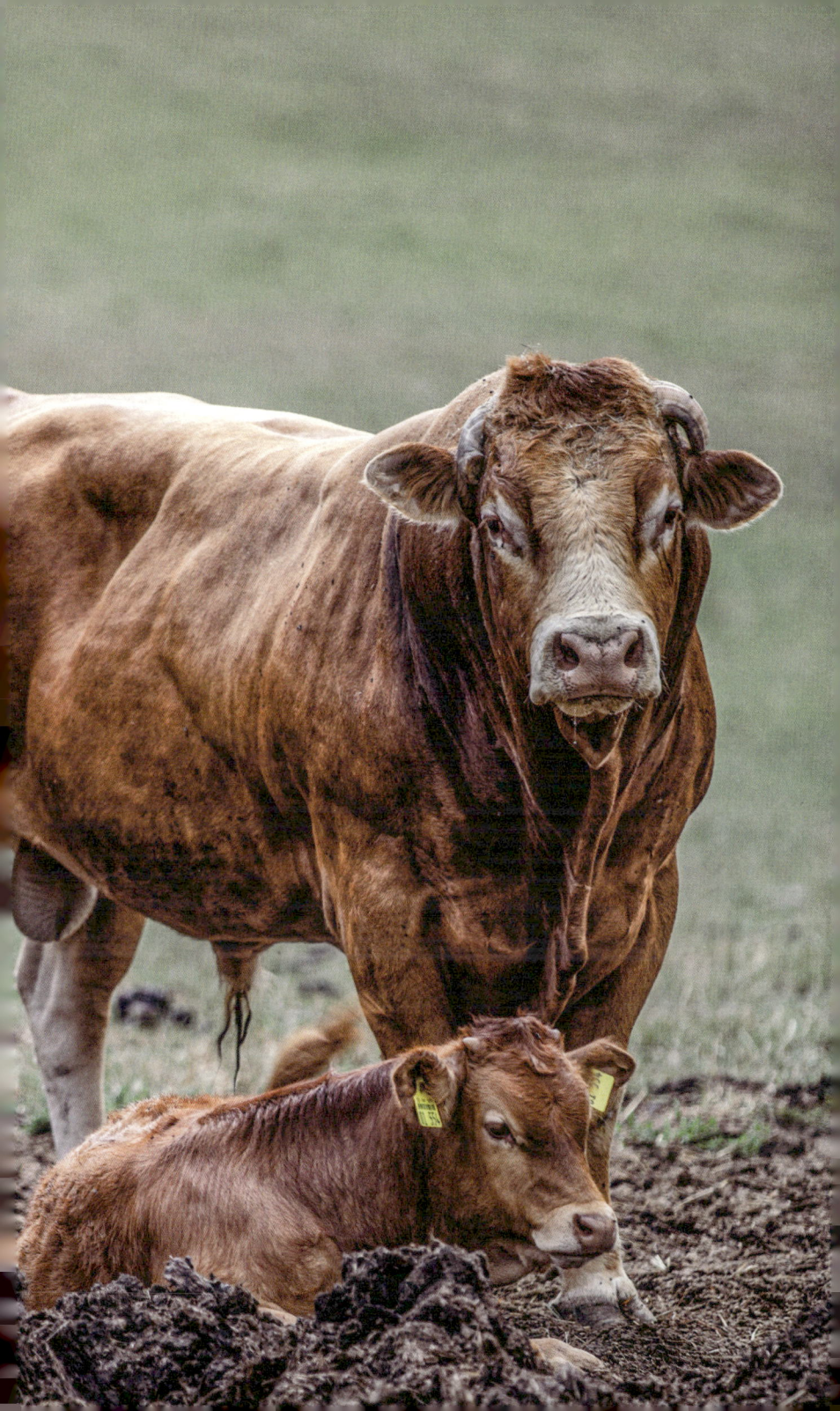

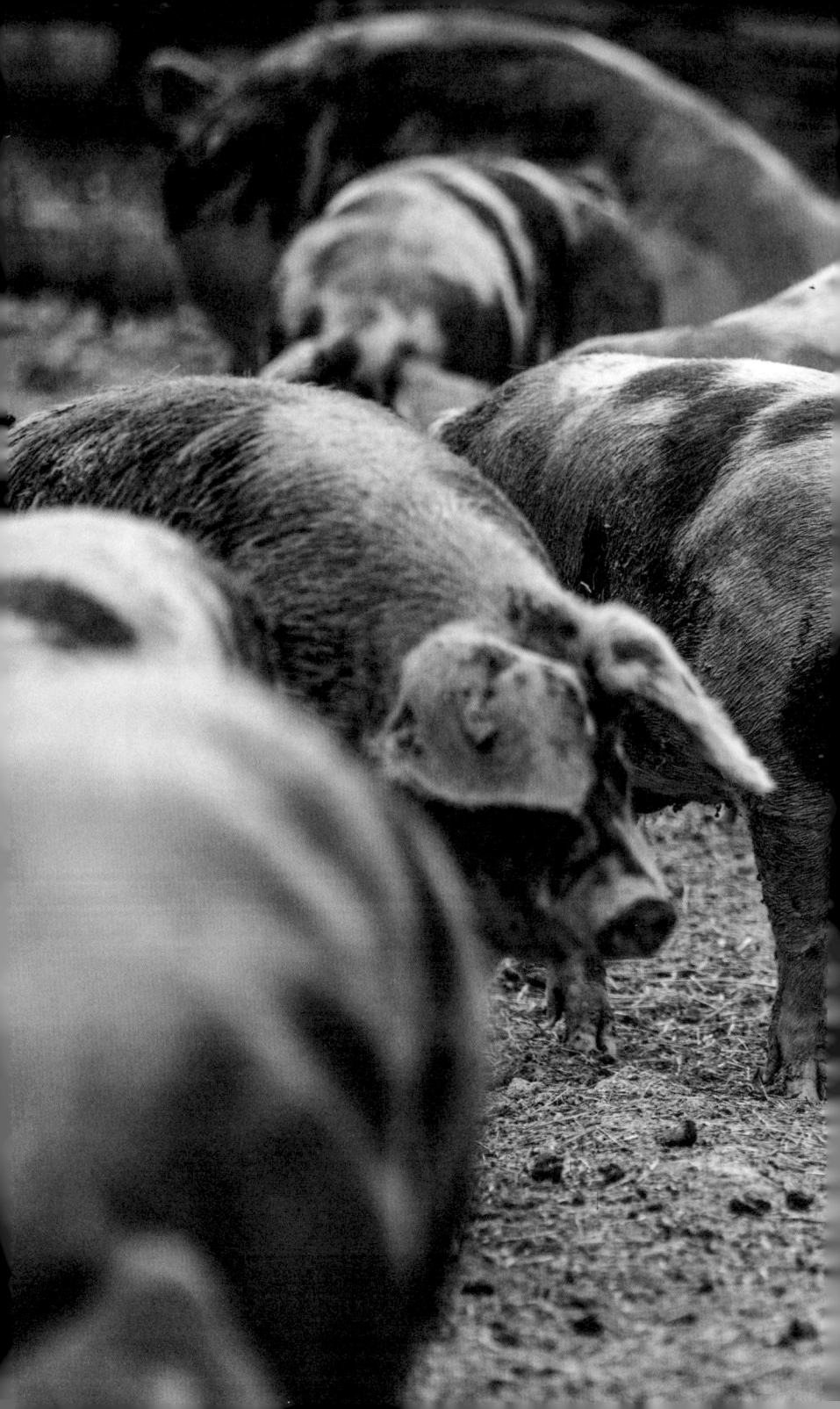

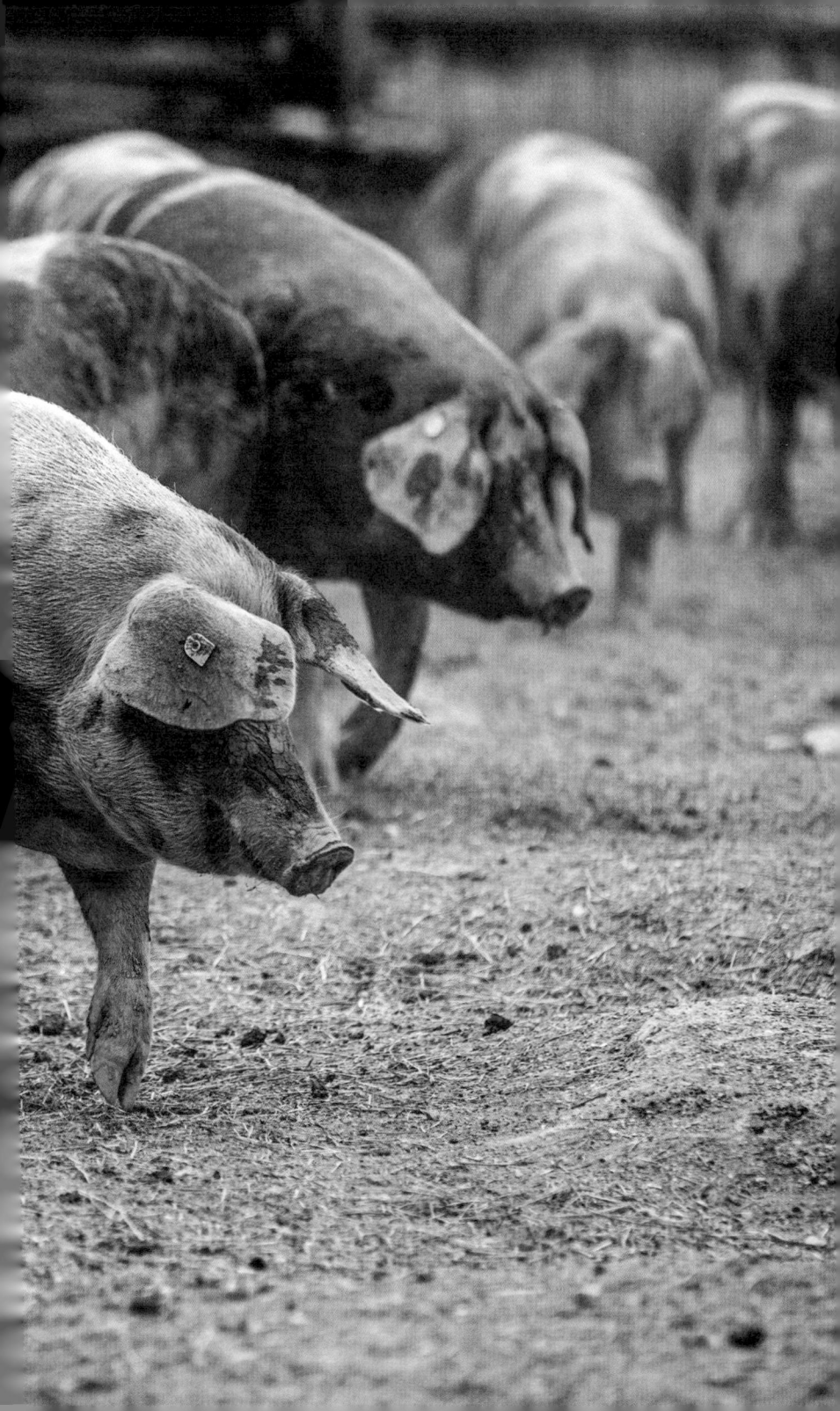

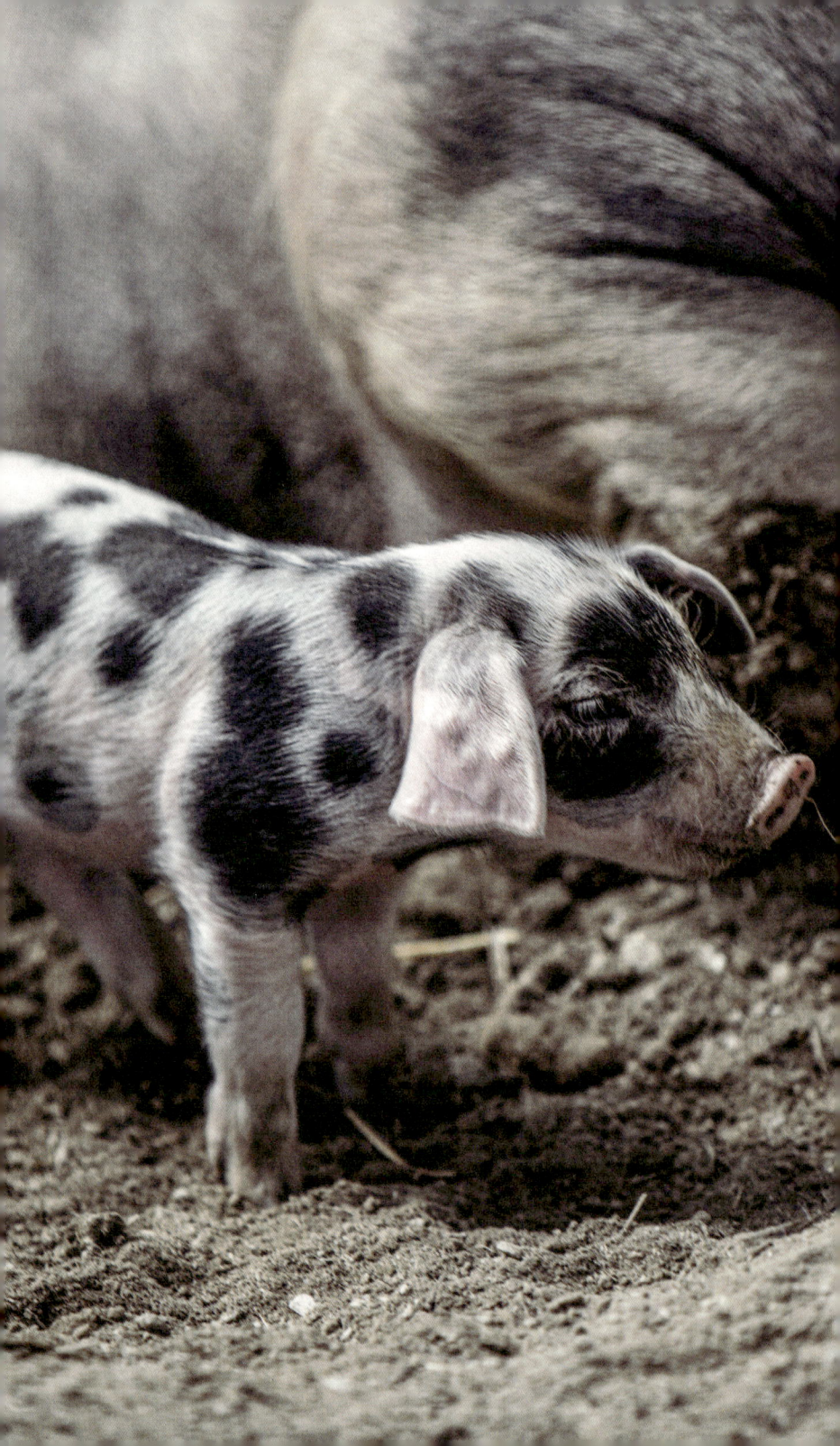

Franz Keller

AB IN DIE

Wie wir die Kontrolle über
unsere Ernährung zurückgewinnen

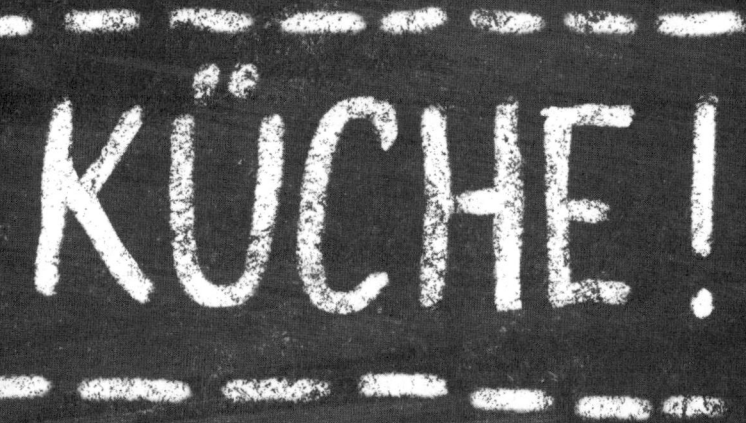

KÜCHE!

WESTEND

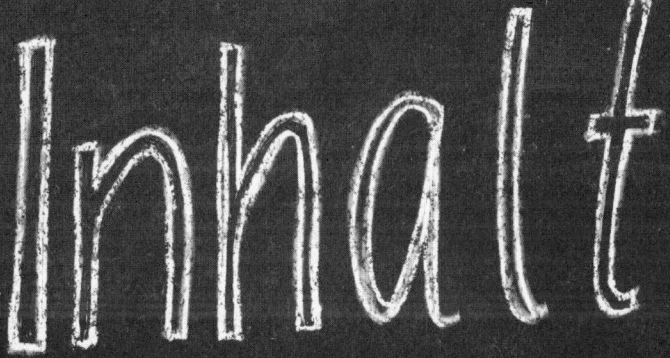

Inhalt

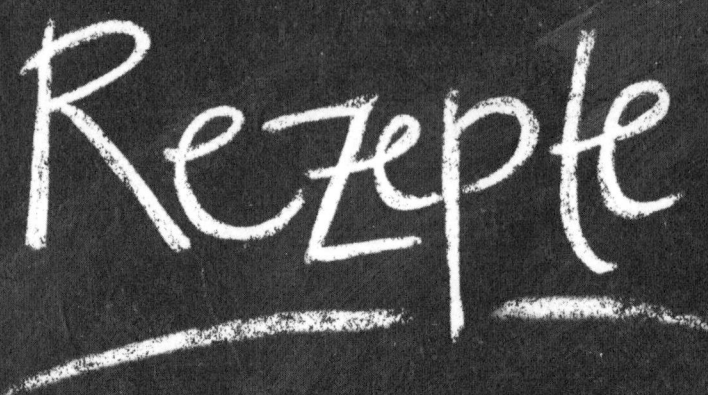

Rezepte

Einfach gut kochen!

Vorwort

Mit Franz Keller sind wir uns schon seit langem einig: **Essen ist unsere Lebensgrundlage und Kochen eine Kulturtechnik, die jeder Mensch beherrschen sollte.** Eine grundlegende Fähigkeit wie Lesen und Schreiben. Schließlich können wir ohne Nahrung nicht existieren und nur die richtige Ernährung erhält uns gesund. Eine so essenziell wichtige Sache können wir doch nicht einfach einer vollkommen in Schieflage geratenen Lebensmittelindustrie überlassen!

Dass wir gezielt unsere Sorgfalt und Aufmerksamkeit auf das verwenden können, was wir uns zubereiten und einverleiben, unterscheidet uns von allen anderen Lebewesen. Obwohl: Ein Tier, das seine Nahrung selbst suchen darf, frisst nur das, was ihm bekommt und am besten schmeckt. Doch das ist bei vielen Menschen offenbar nicht mehr die Regel. Heidelberger Geschmacksforscher haben bei einer repräsentativen Umfrage herausgefunden, dass 73 Prozent der Deutschen selbst dann weiteressen, wenn es ihnen gar nicht schmeckt – vor allem, wenn sie es nicht bezahlen müssen (zum Beispiel in der Kantine) oder bereits bezahlt haben (etwa über einen Lieferdienst bestellte Speisen). Kaum zu glauben!

Aber nur so ist zu verstehen, warum die Industrie so unfassbar erfolgreich in ihrem Bemühen ist, dem Verbraucher einzureden, dass die Zubereitung der täglichen Mahlzeiten mühsam sei, eine lästige Arbeit, die reine Zeitverschwendung. Nur um sich dann als hilfreicher Retter in der Not anzudienen. Etwa mit Fertiggerichten, deren einziger Vorzug es ist, dass sie schnell und mühelos zuzubereiten sind. Der Geschmack ist dabei meist aber nur schwer erträglich. Und selbst ein solches Ergebnis ist ohne viele Hilfsmittel nicht möglich: natürliche und im Labor erzeugte

Aromen, Geschmacksverstärker, Emulgatoren, Stabilisatoren und Konservierungsmittel – im frisch zubereiteten Essen sind die alle vollkommen unnötig. Dass es tatsächlich große Freude machen kann und einen echten Gewinn an Lebensqualität bringt, Gemüse und andere frische Produkte in der Küche selbst zuzubereiten, gerät offenbar immer mehr in Vergessenheit.

Doch der Spaß am Kochen beginnt nicht erst in der Küche! Welch ein kreatives, sinnliches Vergnügen ist es, die Zutaten auszuwählen und sich dabei vorzustellen, was sich alles damit machen lässt. Der Weg ist das Ziel: die Suche nach tollen Produkten, sei es im Gemüseladen oder beim Metzger, im Delikatessengeschäft beim Bäcker oder im Supermarkt, auf dem Wochenmarkt, auf dem Bauernhof, im Garten, bei Spaziergängen auf der Wiese oder im Wald! In der Küche lassen sich dann, mit etwas Wissen und Lust zur Improvisation, aus den Zutaten köstliche Aromen und ein wunderbarer Geschmack hervorlocken. Die Farben der Gemüse, der Wohlgeruch der Kräuter und Gewürze, das Geräusch, wenn es in der Pfanne brutzelt, der appetitanregende Duft, der in die Nase steigt – alle Sinne werden gekitzelt und bewegt. Und dann das Essen genießen – am liebsten natürlich im Kreis der Familie oder mit Freunden. Wir können uns gar nicht vorstellen, dass es Menschen gibt, die dem nichts abgewinnen können.

Kalorienzufuhr in hektischer Eile und ohne Freude hassen wir ebenso wie Franz, die macht nur dick und deshalb gleich doppelt schlechte Laune. Für uns ist Essen größtes Vergnügen, denn es bietet Genuss. Das Zubereiten in der Küche, allein oder zusammen mit Gästen – das alles ist ein entscheidender Teil des Vergnügens. Es ist genau das, was wir seit vielen Jahren zu vermitteln suchen: Unseren Zuschauern, die uns wöchentlich (samstags im WDR, freitags im SWR) in die Töpfe schauen, den Lesern unserer Bücher und den Kochschülern, die bei uns gerne Kurse buchen.

Franz Keller wird vom selben pädagogischen Ethos und kulinarischen Eifer getrieben. Das hat er als Bub in der Küche seiner Oma und seiner Mutter kennengelernt, es hat ihn in seiner Zeit als Gastronom beflügelt, es hat ihm die Kraft und den Mut gegeben, ein neues Dasein als Landwirt und Tierzüchter zu beginnen, und es bewegt ihn bis heute als Gastgeber, als Gast, als Autor, als Freund, als Mensch!

Wie recht hat er mit seinem Motto: **Lasst uns einfach mit echtem Genuss uns selbst und unseren Planeten retten!** Genuss ist keine selbstsüchtige Angelegenheit, er entsteht aus der Zuwendung und Sorgfalt, die wir unseren Lebensmitteln beimessen und angedeihen lassen. »Mittel« zum »Leben« sind sie nämlich nur, wenn sie mit Achtung und Bedacht erzeugt werden. Pflanzen, die in Böden wachsen, die nicht ausgelaugt und ausgebeutet werden. Tiere, die ein artgerechtes, glückliches Leben haben führen dürfen. Deshalb wird Franz auch nicht müde, gegen Massentierhaltung und gedoptes Billigfleisch zu wettern und über Alternativen aufzuklären. Er macht aber auch klar, dass wir deswegen nicht gleich alle zu Veganern werden müssen. Vielmehr dürfen wir nicht teilnahmslos zusehen und geschehen lassen, wie schlecht es den Tieren in der herkömmlichen Landwirtschaft geht. Dass etwa immer noch Ferkel ohne Betäubung kastriert werden. Dass die Kälber weit weg von ihren Müttern, allein in kleinen Hütten aufwachsen müssen, sie mit Ersatzprodukten gesäugt werden statt mit Muttermilch, die in diesen Mengen niemand braucht und den Erzeugern trotzdem nicht mehr genug einbringen, weshalb sie nur mit Subventionen überleben können.

Was die sogenannte konventionelle Landwirtschaft mit uns und unserer Umwelt, nein: unserer Welt anrichtet, wird nicht in die Preise der billigen und trotzdem ihren Preis nicht werten Produkte eingerechnet. Wir produzieren Billigware in Massen, strapazieren dabei unseren Planeten weit über die Grenzen hinaus, nehmen millionenfaches Tierleid einfach in Kauf, und schmeißen am Ende die Hälfte der Lebensmittel auf den Müll. Das ganze System ist doch totaler Irrsinn!

Wir Menschen sind Omnivoren und können so ziemlich alles verwerten, was die Erde uns an Nahrhaftem bietet. Mit unserer Umwelt bilden wir eine Symbiose, zu der die Tiere und deren Produkte ebenso gehören wie die Pflanzen. Alles gehört zusammen, dient und nutzt sich gegenseitig – vorausgesetzt, es geschieht mit Achtung voreinander. Dazu gehört vor allem auch, nicht den Großteil eines geschlachteten Tiers auf den Müll zu werfen, um dann nur die Filetstücke industriell weiterzuverarbeiten. Auch unter diesem Aspekt ist Franz Keller übrigens ein Meister seines Fachs: Was fällt ihm nicht alles zu Innereien ein, die er als besondere Leckerbissen auf den Teller bringt: das Lüngerl eine Delikatesse, das Herz, rosa vom Grill, ein Gustostückerl! Wenn nicht schon bei seiner Großmutter hat er das wohl spätestens bei Paul Bocuse und während seiner Zeit in Frankreich gelernt, wo man die Verwertung des gesamten Tiers aus guten (Genuss-) Gründen noch schätzt.

Die wohl wichtigste Lektion für angehende Köche lautet aber, dass nicht komplizierte, aus Unmengen von Zutaten komponierte Gerichte eine gute Küche ausmachen, sondern Produkte von guter Qualität, die mit zwei, drei Zutaten und viel Sorgfalt zubereitet werden. Überladene Kompositionen sind auch in der Gastronomie oft nur das Mittel, um Produktmängel zu verstecken. Deshalb sind ethisch korrekt, mit Verständnis für die Natur, mit Liebe und Hingabe erzeugte Lebensmittel so nötig. Wirklich gute Produkte bekommen wir nur, wenn wir faire und auskömmliche Preise für die Produzenten akzeptieren und bereit sind, diese Produkte selbst zuzubereiten und zu genießen. Auch der Geschmack will kultiviert sein.

Zusammen mit Gleichgesinnten zu kochen und zu genießen, schafft Lebensfreude. Die haben Franz und wir schon oft zusammen erlebt und gefeiert. Am Ende eines solchen Abends schiebt der Franz dann sein Handwerkszeug in die lederne Messertasche aus dem gelocktem Fell von Jackson, einem Bullenkalb, das er eigentlich zum Züchten aufzog, aber wegen eines sehr schmerzhaften Hüftleidens schlachten musste, und sagt lachend: **»Natürlich macht Kochen Arbeit! Und Spaß!«**

Martina Meuth & Bernd »Moritz« Neuner-Duttenhofer, Gut Neunthausen, Februar 2020

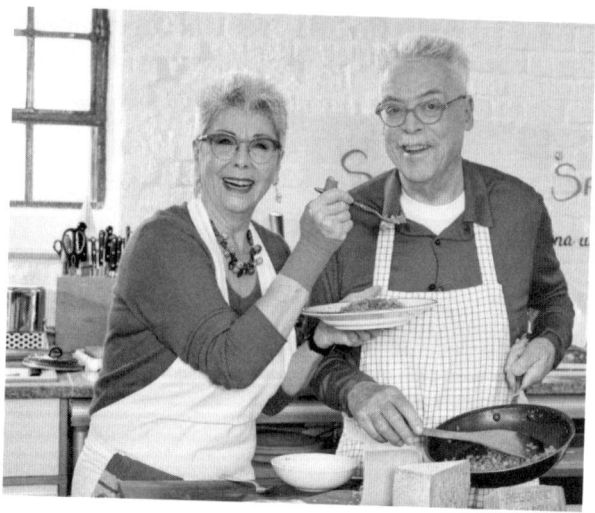

Für
ist die
HEI

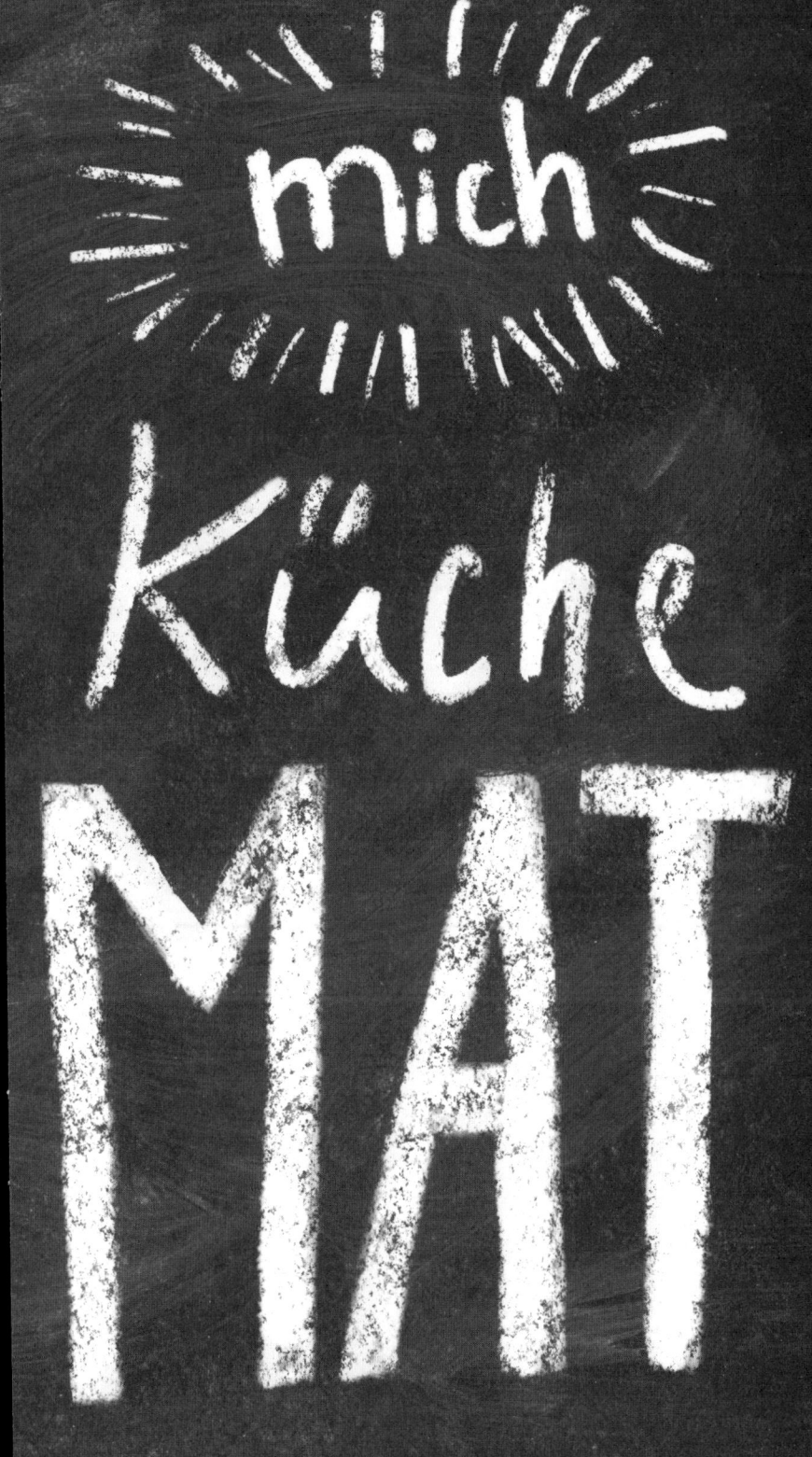

Ich bin in einer Wirtshausküche groß geworden, in der ich schon als kleiner Junge die ersten Schritte in die Kunst des Kochens von meiner Mutter und meiner Oma erlernt habe. Nicht, weil ich mich in so jungen Jahren schon fürs Kochen interessiert hätte, sondern ganz einfach, weil ich in der Küche mithelfen musste. Diese Küche im Schwarzen Adler in Oberbergen war das Zentrum unserer Familie. Hier spielte sich das familiäre Leben in allen Facetten und Schattierungen ab. Hier wurde viel gearbeitet, geschnippelt und gerührt, hier wurden die wichtigen und unwichtigen Sachen besprochen, es wurde gestritten und gelacht. Und immer lag der Duft von gutem Essen in der Luft. Für mich war das Heimat. Und ist es bis heute geblieben, denn auch auf meinem Falkenhof lade ich meine Gäste in die Küche ein. Hier genießen sie nicht nur gemeinsam am langen Tisch, sie erleben auch, wie diese Gaumenfreuden zubereitet werden.

Für mich ist die Küche ein besonderer Ort und ich denke oft, wir alle müssen diesen Ort, an dem wir unsere Lebensmittel zubereiten, auch wieder mehr zu unserem Lebensmittelpunkt machen. Das ist heute bei vielen Menschen leider verloren gegangen. Arbeit, Hektik, Stress – das alles hat dazu geführt, dass wir unsere Ernährung quasi wegrationalisiert haben und Essen heute möglichst effizient und ohne große Zeitverschwendung nebenbei erledigen wollen. Dabei bin ich überzeugt davon, dass sich moderne Zivilisationskrankheiten wie Burnout und so mancher Weg zum Seelenklempner vermeiden ließe, wenn wir der Zubereitung und der Aufnahme unserer Nahrung wieder mehr Raum, Zeit und Aufmerksamkeit in unserem Leben schenken würden. Ich halte regelmäßiges Kochen für eine echte Zufriedenheitsstrategie. Kochen entschleunigt (selbst wenn es schnell gehen soll) und hat ganz viel mit Kreativität zu tun, mit Lust und Leidenschaft. Kochen führt uns näher zu uns selbst und stellt wieder eine Verbindung zur Natur her. Mit der radikalen Industrialisierung unserer Lebensmittelproduktion ist diese Verbindung, die Nähe zu den Pflanzen und Tieren, von und mit denen wir leben, in weiten Teilen in Vergessenheit geraten. Das ist nicht gut. Gerade habe ich einen Artikel überflogen, in dem es um Orte ging, wo Menschen besonders alt werden. Und ich dachte, wie jetzt, Orte? Da wurde über alles Mögliche berichtet, die Umgebung, die gute Luft, das soziale Umfeld – aber kein Wort über die Ernährung dieser alten Menschen, die ganz sicher der Schlüssel für ihr langes Leben war. Um diesen Ort zu finden, der unser Leben verlängert, müssen wir allerdings nicht nach Japan, Italien oder auf eine griechische Insel auswandern. Wir müssen danach auch gar nicht lange suchen, denn der wichtigste Ort, an dem wir eine Menge für unsere Gesundheit und für ein langes Leben tun können, ist unsere Küche!

Je häufiger wir hier unsere Nahrung aus frischen und guten Grundprodukten selbst zubereiten, desto genauer wissen wir auch, was wir zu uns nehmen. Denn was ist wohl das Geheimnis eines langen und gesunden Lebens? Doch wohl vor allem das richtige Essen! Mehr als die Hälfte aller Deutschen über 18 Jahre gilt aktuell als übergewichtig, 16 Prozent als adipös. Und genau das ist das Problem: Wir werden immer fetter, aber unser Körper verhungert, weil wir unsere Ernährung einer Lebensmittelindustrie in die Hände gegeben haben, die ganz grundsätzlich nach einer Maxime handelt: Wir sparen am Produkt und maximieren den Profit. Mal als einfaches Beispiel: Wenn wir 15 Euro für das Essen in einem Fast-Food-Laden ausgeben, dann liegt der Warenwert für Pommes, Burger und so weiter bei allerhöchstens zwei Euro. Gibt man den gleichen Betrag für frisches Gemüse, Salat und wegen mir noch für ein paar Würschtel aus, hat man wirklich werthaltiges Futter in der Hand, und daraus lassen sich locker vier Mahlzeiten zaubern. Also, ihr Sparfüchse – dafür sind die Deutschen ja nach wie vor berühmt, wenn es ums Essen geht –, auch die Preisfrage könnte doch ein gutes Motivationsargument sein, um mal wieder häufiger den Weg in die Küche zu finden. Liest man den Artikel über die Orte mit hohem Methusalem-Faktor richtig, dann wird auch klar, dass die Menschen, dort in der Regel nicht nur ein langes, sondern auch ein sehr einfaches Leben führen, und man kann davon ausgehen, dass sie ihr Essen überwiegend selbst aus frischen Zutaten zubereiten. Deshalb, ihr Lieben: Fangt einfach an mit dem Kochen und keine faulen Ausreden. **»Kann ich nicht«**, gibt es nicht. **»Doch, Herr Keller, selbst wenn ich genau nach Rezept koche, kriege ich das nie so hin.«** Genau das ist der Grund, warum ich mich schon häufiger mit meinen Foodfotografen gestritten habe. Die arbeiten mit allen möglichen Tricks wie Lack und Haarspray, um das perfekte Menüfoto zu zaubern. Doch das hat nichts mit der Realität zu tun. Kein Mensch kriegt das zu Hause so hin und jeder, der es versucht, ist gleich zum Scheitern verurteilt. Lasst euch also nicht zu Rezeptursklaven machen. Die vielen Hochglanzkochbücher sind schöne Bilderbücher und können ja durchaus auch zur Inspiration dienen, aber gerade in der Alltagsküche sind – wie überhaupt im Leben – andere Qualitäten gefragt: Neugierde, Lust, Experimentierfreude, Improvisation.

Ich selbst habe mich ja schon vor vielen Jahren ganz bewusst aus dem Zirkus der Sterneküche zurückgezogen. Ich wollte einfach frei sein, nicht mehr irgendwelchen sinnlosen Anforderungen für die Sterneküche folgen, sondern nur noch meinen eigenen Ideen und Ansprüchen – vom Einfachen das Beste. In der Küche sehe ich mich heute selbst eher als Freestyler, der draufloskocht und keine genauen Menüs im Vorfeld abspricht. Ich folge dann einfach meiner Intuition und entscheide spontan, was genau in diesem Moment gut und richtig ist. Einfach das Beste aus dem machen, was gerade da ist. Und genau das ist die Haltung, die in der Alltagsküche gefragt ist. In der Sterneküche hast du im Idealfall auf jedem Posten einen Spezialisten, der für einen kleinen Teil des Menüs verantwortlich ist. Alle am Prozess Beteiligten sind eng getaktet und aufeinander abgestimmt, weil es nur so gelingen kann, immer wieder eine bis ins Detail gleichbleibende Qualität zu produzieren. Genau das macht den Aufwand, den Druck und den Stress in der Sterneküche aus. Zu Hause in der Heimatküche gibt es diese Arbeitsteilung nicht, da haben wir alles selbst in der Hand, deutlich weniger Hektik und es stellen sich ganz andere Fragen: Was sind meine Vorlieben? Worauf habe ich heute Lust? Und was ist überhaupt gerade im Kühlschrank? Und wenn diese Fragen geklärt sind, legen wir einfach mal los. Es kann doch höchstens schiefgehen. Wo ist das Problem?

Man muss beim ersten Versuch einer neuen Kreation ja nicht gleich alle Freunde einladen und Ihre Familie ist doch eh schon Kummer gewohnt. Nein, im Ernst: Fehler kann man beim Kochen doch gar nicht machen, man kann höchstens Erfahrungen sammeln, die oft der entscheidende Impuls für unsere Kreativität sind. Und je häufiger wir kochen, desto größer wird unser Erfahrungsschatz, von dem wir kulinarisch profitieren. Kochen ist eine Lebenseinstellung. Selbst kochen heißt, die Verantwortung für das eigene Leben in die Hand zu nehmen. Wir müssen das Kochen wieder als festes Ritual in unseren Alltag integrieren, denn Kochen ist ein Abfolgeprozess, bei dem sich eins aus dem anderen ergibt, und je häufiger wir es tun, desto einfacher wird es und umso schneller geht es dann auch von der Hand. Regelmäßigkeit beim Essen ist aber auch im Hinblick auf die Gesundheit das Beste, was wir für uns selbst tun können. Kochen und Essen, am besten auch noch gleich gemeinsam, sind also kein Zeitverlust, sondern echte genussvolle Lebenszeit. Lebensqualität, die auch unseren sozialen Beziehungen guttut und nichts anderes.

Das erlebe ich doch immer wieder auf meinem Falkenhof. Da sitzen dann irgendwann alle am Tisch und es wird bei gutem Essen und leckerem Wein kreuz und quer über Gott, die Welt und das Leben gesprochen. Und das ist etwas ganz anderes, als wenn man sich zu einem Diskussionsabend trifft. Schon der berühmte Philosoph Immanuel Kant hat sich Gedanken über den ganz besonderen Charakter des Tischgesprächs gemacht:

»Bei einer vollen Tafel, wo die Vielheit der Gerichte nur auf das lange Zusammenhalten der Gäste abgezweckt ist, geht die Unterredung gewöhnlich durch drei Stufen:

1. Erzählen: Die Neuigkeiten des Tages, zuerst einheimische, dann auch auswärtige, durch Privatbriefe und Zeitungen eingelaufene.

2. Räsonnieren: Wenn dieser erste Appetit befriedigt ist, so wird die Gesellschaft schon lebhafter; denn weil beim Vernünfteln Verschiedenheit der Beurtheilung über ein und dasselbe auf die Bahn gebrachte Object schwerlich zu vermeiden ist, und jeder doch von der seinigen eben nicht die geringste Meinung hat, so erhebt sich ein Streit, der den Appetit für Schüssel und Bouteille rege und nach dem Maße der Lebhaftigkeit dieses Streits und der Theilnahme an demselben auch gedeihlich macht.

3. Scherzen: Weil aber das Vernünfteln immer eine Art von Arbeit und Kraftanstrengung ist, diese aber durch einen während desselben ziemlich reichlichen Genuß endlich beschwerlich wird: so fällt die Unterredung natürlicherweise auf das bloße Spiel des Witzes, zum Teil auch dem anwesenden Frauenzimmer zu gefallen, auf welches die kleinen muthwilligen, aber nicht beschämenden Angriffe auf ihr Geschlecht die Wirkung thun, sich in ihrem Witz selbst vortheilhaft zu zeigen, und so endigt die Mahlzeit mit Lachen; welches, wenn es laut und gutmüthig ist, die Natur durch Bewegung des Zwergfells und der Eingeweide ganz eigentlich für den Magen zur Verdauung als zum körperlichen Wohlbefinden bestimmt hat.«

Immanuel Kant: AA VII, Anthropologie in pragmatischer Hinsicht, Seite 279 ff.

Das kann ich nur bestätigen. Selbst ernste oder wichtige Themen kann man beim Genuss eines guten Essens leichter besprechen. Was vielleicht auch daran liegt, dass Tischgespräche selten synchron verlaufen. Da wird viel durcheinandergeredet und gekaut, aber vielleicht kommt man ja gerade deshalb beim Essen – und den Weingenuss sollte man natürlich in wohldosierten Mengen nicht vergessen – oft zu erstaunlichen Erkenntnissen. Und wie am Ende eines guten Essens oft ein feines Dessert den Schlusspunkt setzt, wandern die Gespräche bei Tisch in der Regel zu den heiteren Themen, je länger der Abend dauert.

Ich kann mich an eine schöne Szene erinnern, als sich vor einigen Jahren mal Angela Merkel und Wladimir Putin bei mir in der Adler Wirtschaft in Hattenheim zum Essen verabredet hatten. Das politische Klima zwischen Deutschland und Russland war zu dieser Zeit auch eher frostig und die Kanzlerin schon schlecht gelaunt, weil sich der russische Präsident fast drei Stunden verspätet hatte. Das kann ich sogar verstehen. Der Terminkalender einer Bundeskanzlerin ist schließlich voll und ziemlich eng getaktet. Als es dann hieß, dass Herr Putin im Anmarsch sei, stand Angela Merkel neben mir, zupfte ihr Jackett zurecht und sagte zu mir: **»Also Herr Keller, wenn der mich jetzt auf Russisch anspricht, möchte ich in zwei Stunden zu Hause sein.«**

Dann betrat Wladimir Putin den Raum, die Tür ging hinter ihm zu, alle Journalisten waren ausgeschlossen, der russische Präsident nahm charmant lächelnd neben der Bundeskanzlerin Platz und sagte in perfektem Deutsch zu ihr: **»Liebe Angela, das tut mir wirklich leid, aber es gab einige Umstände, die einfach nicht vorhersehbar waren ...«**

Statt zwei Stunden waren sie dann fast fünf Stunden bei mir in der Adler Wirtschaft und haben sehr lebhaft und zuweilen durchaus heftig miteinander diskutiert. Von Angela Merkel wussten wir schon im Vorhinein, dass sie für den Nachtisch nur eine kleine Käseauswahl wünschte. Wladimir Putin entschied sich für eine Dessertauswahl, zu der auch eine Crème brûlée gereicht wurde. Als Putin sein Dessert verspeist hatte, winkte mich Angela Merkel noch einmal an den Tisch und sagte: **»Bringen Sie Wladimir doch bitte noch ein Dessert.«** Der russische Präsident winkte zwar ab und meinte, es sei genug, aber Angela Merkel sagte nur: **»Doch, doch, Herr Keller, bringen sie noch eins.«** Das habe ich dann auch geliefert und die Bundeskanzlerin forderte Wladimir Putin grinsend auf, noch einen Löffel zu nehmen. Kaum hatte er das getan, nahm Angela Merkel ihren Löffel und kostete lustvoll von allem. Da dachte ich, wie schön. Die politische Stimmung mag in diesen Tagen nicht besser gewesen sein als aktuell, aber in diesem Moment und bei diesem Essen haben sich die beiden als Menschen verstanden. Für den Augenblick einer Mahlzeit waren sie weniger Politiker, vielmehr zwei Menschen, die gemeinsam aus einem Teller ihr Dessert gegessen haben.

Mich braucht man von der positiven Wirkung guten Essens auf die zwischenmenschlichen Beziehungen nicht zu überzeugen und man muss dafür auch weder Präsident noch Kanzlerin sein, obwohl die beiden gerne noch mal wiederkommen können, wenn es hilft, ein paar Probleme aus der Welt zu schaffen. Das ist doch das ganze Geheimnis: Nicht nur die Liebe geht durch den Magen, wir sind beim gemeinsamen Kochen und Genießen mit Familie oder Freunden mit allen Sinnen unterwegs und das verbindet. Was ich damit sagen will, ist: Denkt nicht an die Arbeit, die selbst kochen ohne Zweifel macht, denkt an die Freude und Zufriedenheit, die ihr euch bereiten könnt.

In der Küche, beim Kochen, geht es immer um das Wesentlichste, das Wichtigste überhaupt: Es geht um unser Leben. Denn ganz egal, was wir tun und auf welche Weise wir versuchen, das Beste aus unserem Leben zu machen – das Essen an sich ist niemals wegzudenken, es spielt in unserem Leben die zentrale Rolle. Ein Auto ohne Benzin oder Strom oder Wasserstoff fährt keinen Meter weit. Und nur wirklich gute Ernährung führt unserem Körper die Energie zu, die er braucht, um lange leistungsfähig zu bleiben.

Allerdings – und das sollten wir dringend ändern – spielt gutes Essen bei sehr vielen Zeitgenossen in unserem heutigen Leben eine so erschreckend kleine Nebenrolle, dass ich manchmal denke, meine Rinder, Schweine und Kaninchen sind da doch schon wesentlich weiter. Die ernähren sich einfach viel besser. Ich mache mir da zuweilen große Sorgen. Die Fast-Food-, To-go- und Fertigfutter-Seuche grassiert weiter. Und wie die Esskultur scheint auch der humanistische Geist in unserer Gesellschaft zu verkümmern. Ich finde das äußerst bedenklich. Macht uns die bequeme Sattheit unseres Wohlstandslebens so träge? Wir wären ja nicht die erste sogenannte Hochkultur in der Geschichte der Menschheit, die gekippt und verschwunden ist. Vielleicht wiederholt sich Geschichte doch. Fremdenfeindlichkeit, die zunehmende Abschottung vor Neuem und Unbekanntem, egal mit welchen Konsequenzen und egal zu welchem Preis – das kennen wir doch alles schon und es war auch damals schon der falsche Weg. Statt rückwärts zu denken, sollten wir nach vorne handeln. Immer so weiter – das geht nur auf Kosten anderer und nicht zuletzt unseres Planeten. Im Prinzip wissen wir das alles und wir wissen auch, dass wir um größere Veränderungen in unserer Einstellung zum Leben nicht herumkommen.

Es gibt viel zu tun, fangen wir doch einfach beim Essen an.

SCHLUSS

mit

FAKE

FOOD

Wir müssen zurück zu einer authentischen ERNÄHRUNG

Hätte ich doch bloß mal meine Klappe gehalten! Dieser Gedanke ging mir im vergangenen Jahr tatsächlich das eine oder andere Mal durch den Kopf. Doch »Klappe halten« ist im Keller-Gastronomen-Genpool keine wirklich dominante Eigenschaft. Deshalb will ich mich hier auch nicht ernsthaft beklagen. Seit ich jedoch mit Vom Einfachen das Beste meine kritischen Anmerkungen zur Ernährungs- und Landwirtschaftsindustrie rausgehauen habe, werde ich das Gefühl nicht los, in ein Wespennest gestochen zu haben. Die Reaktionen auf mein Buch haben jedenfalls meine aktuelle Lebensplanung doch einigermaßen über den Haufen geworfen. Eigentlich hatte ich gerade alles ganz sinnvoll geordnet: Mein Sohn Franz jun. hat als Küchenchef unsere Adler Wirtschaft in Hattenheim im schönen Rheingau übernommen, ich kümmere mich auf meinem Falkenhof um die Aufzucht der Schweine und Rinder und gemeinsam verfolgen wir das Ziel, die denkbar besten Grundprodukte zu einem perfekten Genusserlebnis für unsere Gäste zu verarbeiten. Ich bin eben mit Leib und Seele Koch und meine größte Freude ist es noch immer, die Gäste in meiner Falkenhof-Küche glücklich zu machen.

Inzwischen bin ich allerdings im Nebenberuf zum Wanderkoch und -prediger mutiert und im vergangenen Jahr reichlich durch die Lande getourt. Auf meinen Lesungen, Koch-Events und Diskussionen habe ich mit vielen Menschen gesprochen, mit Journalisten und Experten, vor allem aber mit meinen Gästen, Leserinnen und Lesern. Das Feedback, das ich dabei erhalten habe, war eindeutig: **»Herr Keller, endlich sagt mal einer klar und deutlich, was in unserer Ernährung falsch läuft.« »Sie sprechen mir ja aus der Seele, aber wie finde ich denn die guten Lebensmittel und wie kann ich Ihre Anregungen und Ideen in meiner Alltagsküche umsetzen?«** Neben Fragen wie diesen habe ich bei vielen eine große Verunsicherung in Sachen Ernährung gespürt, und um den vielen Bitten nach Antworten nachzukommen, habe ich mich jetzt also noch einmal auf meinen Hintern gesetzt, um meine Gedanken zu sortieren und ein paar Erfahrungen auszuwerten.

Mir sind bei meinen Recherchen zwei Nachrichten besonders ins Auge gefallen, über die wir dringend reden müssen, auch weil sie unmittelbar mit der Art und Weise zusammenhängen, wie wir uns ernähren: Wir leben auf Pump. Und zwar, wir die Jahresbilanz zusammenrechnen, genau seit dem 3. Mai, dem sogenannten Erdüberlastungstag. Die Umweltschutzorganisationen Germanwatch und BUND vermelden dazu: **»Wäre der Ressourcenverbrauch der Weltbevölkerung so groß wie in Deutschland, dann hätte sie schon bis zu diesem Zeitpunkt die regenerierbaren Ressourcen verbraucht, die für das gesamte Jahr zur Verfügung stehen.«**[*] Das heißt, wir leben hier bei uns schon seit Anfang Mai auf Kosten kommender Generationen oder der Menschen in den Entwicklungsländern, die zwar viel weniger Ressourcen verbrauchen als wir, aber deutlich stärker von den ökologischen Folgen unserer Lebensweise betroffen sind. Man muss kein Rechenkünstler sein, um zu verstehen, was das bedeutet: Wenn wir acht Monate, also rund zwei Drittel des Jahres, unser Ressourcenkonto überziehen und weit über unsere Verhältnisse leben, dann bräuchten wir auf Dauer eigentlich drei Erden, um unseren Lebensstil aufrechtzuerhalten. Blöd, dass wir eben nur diese eine Erde haben.

Die zweite Nachricht, die uns eigentlich allen schlaflose Nächte bereiten müsste, ist der UN-Report zum großen Massenaussterben.[**] Im Auftrag der Intergovernmental Science-Policy Platform on Biodiversity and Ecosystem Services (IPBES) haben an die 150 Wissenschaftler und über 300 weitere Experten rund 15.000 Studien zum Zustand unserer weltweiten Ökosysteme ausgewertet und eine besorgniserregende Bilanz gezogen: Wenn wir so weiterleben wie bisher, werden in den nächsten Jahrzehnten bis zu eine Million Pflanzen und Tiere aussterben. Und dieses Artensterben geschieht in einem Tempo, das jetzt schon

---

[*] Julia Otten: »FAQ zum globalen und deutschen Erdüberlastungstag«, 19. Juli 2019, online unter: www.germanwatch.org.
[**] Peter Carstens: »Eine Million Arten betroffen: Das sechste Massensterben ist im vollen Gange«, 25. April 2019, online unter: www.geo.de.

hunderte Male höher ist als im Durchschnitt der letzten zehn Millionen Jahre. Wenn man diese Zahlen mal einen Moment lang auf sich wirken lässt, dann sollten eigentlich zwei Dinge klar sein: Wir Menschen sind mit unserer Lebensweise der Grund und Auslöser dieser Katastrophe und nur wir sind es, die daran etwas ändern können. Es ist ja schön und richtig, wenn wir uns jetzt verstärkt um die süßen Bienen kümmern und jedes Jahr einen »Vogel des Jahres« küren, der vom Aussterben besonders bedroht ist. Aber es sollte uns doch langsam unter die Hirnschale sickern, dass wir selbst ganz oben auf Platz eins der roten Liste für vom Aussterben bedrohte Arten stehen! Ich freue mich deshalb ganz ehrlich über die Kids und Jugendlichen, die jetzt jeden Freitag für den Klimaschutz auf die Straße gehen, und ich wünsche ihnen von Herzen die Kraft und Ausdauer, um uns Alten solange in den Allerwertesten zu treten, bis sich wirklich was verändert. Denn wir haben es definitiv verbockt!

Während ich das schreibe, sehe ich auch gleich schon die bösen Kommentare vor mir, die mein Bekenntnis zum vom Menschen verursachten Klimawandel auslösen werden. **»Ach, der Keller ist jetzt auch vom Greta-Klima-Panik-Virus infiziert.«** Es gibt tatsächlich noch immer eine Menge Leute, die die Klimakrise leugnen oder schlicht ignorieren. Meine ehrliche Meinung: Entweder sind die wirklich zu blöd, um die eindeutige Faktenlage zu verstehen, oder sie haben einfach auf Komplettverdrängung umgeschaltet, um – »Fridays for Hubraum« und nach mir die Sintflut – ihr bequemes Leben einfach weiter durchzuziehen. Anders kann ich mir das jedenfalls nicht erklären. Letztlich ist es doch auch völlig wurscht, wer die Klimakrise nun verursacht. Wir wissen, was zu tun ist, und sollten handeln, damit es uns nicht ergeht wie dem Frosch im Wasserglas, der angeblich nicht merkt, wann es ihm zu heiß wird, wenn man das Wasser unter seinem Hintern langsam zum Kochen bringt. Der Amazonas brennt,

Australien brennt und auch bei uns sind 2019 rund 150.000 Hektar Wald vertrocknet.

Ich bin kein Klimaaktivist, sondern ein Koch, doch die Klimaveränderung ist für mich weder eine ideologische noch eine theoretische Debatte. Ich lebe hier auf meinem Falkenhof seit vielen Jahren mit meinen Tieren zusammen und erlebe hautnah, was Klimawandel konkret bedeutet. Ein Dürresommer wie 2018 bringt mich an den Rand der Existenz, weil meine Rinder nicht genügend Futter auf der Weide finden und selbst der Futterzukauf zum Problem wird, ganz einfach, weil es knapp wird und die Preise explodieren. Auch 2019 war es wieder viel zu trocken und meine Rinder fanden viel weniger Gras auf meinen Weiden. Wenn sich das nun in unschöner Regelmäßigkeit wiederholt, dann kann ich meinen Traum von einer artgerechten Tierzucht womöglich in Zukunft an den Nagel hängen. Und dann ist Schluss mit dem perfekten Genuss.

Soweit ist es glücklicherweise noch nicht und die gute Nachricht ist: Wir haben es selbst in der Hand und können noch heute damit anfangen, die Dinge zum Besseren zu wenden. Nach den vielen persönlichen Gesprächen, die ich in den letzten Monaten geführt habe, würde ich sogar behaupten, dass große Teile unserer Bevölkerung bereit und offen für Veränderung sind. Und zwar sowohl in ihrer eigenen Ernährungsweise als auch in Bezug auf die Nahrungsmittelproduktion in unserer hochindustrialisierten Landwirtschaft. »Moment mal, Herr Keller, ein Blick in die Statistik widerlegt Ihre Behauptung aber klar.« Ja, diesen Einspruch höre ich oft und er ist auf den ersten Blick nicht von der Hand zu weisen: In Umfragen bekennen mehr als 85 Prozent der Deutschen, dass ihnen das Tierwohl sehr am Herzen liegt. Die Krux ist nur, dass sich der überwiegende Teil am Supermarktregal aber trotzdem für Billigfleisch aus der Mastfabrik entscheidet. Der Anteil an Biolebensmitteln liegt im Gesamtmarkt für Lebensmittel noch immer bei nur rund fünf Prozent und bei Biofleisch noch weit darunter.

Wie erklärt sich dieser Unterschied zwischen Wünschen und Wollen und dem konkreten Handeln? Banale Antwort: Es liegt am Preis. Ein Bekenntnis zum Tierwohl ist in Umfragen schnell gegeben, doch wenn es Geld kostet, werfen wir die guten Vorsätze sofort über Bord. Speziell in Deutschland haben wir uns daran gewöhnt, dass Essen billig ist. In den 1950er-Jahren haben wir pro Haushalt noch circa 45 Prozent unseres Einkommens für Essen ausgegeben, heute sind es im Durchschnitt gerade mal 15 Prozent.

Also doch besser Klappe halten, Franz? Nein, sage ich, denn der Blick auf den Preis erklärt nicht alles, beziehungsweise bezahlen wir für unser Billigessen an anderen Stellen einen Preis, der vielen Menschen gar nicht bewusst ist. In meinen Diskussionen habe ich immer wieder festgestellt, es fehlt an Wissen, an Transparenz und Aufklärung. Und es fehlt an einer Ernährungs- und Landwirtschaftspolitik, die Umwelt- und Klimaschutz, vor allem aber die Gesundheit und die Wünsche der Bevölkerung ernst nimmt und nicht nur im Interesse großer Konzerne in der Agrarindustrie handelt.

Schon mal was von Fake Food gehört? Darunter versteht man für gewöhnlich gefälschte Lebensmittel. Olivenöl zum Beispiel, das uns zum Spitzenpreis als »extra nativ« verkauft wird, aber mit minderwertigen Ölen gepanscht wird. Wein, Honig, Milch, Gewürze, Pferdefleisch-Lasagne, Parma-Schinken – die Liste der gefälschten Lebensmittel, die jährlich einen Schaden von mehr als 13 Milliarden Euro* verursachen, ist lang, denn es fehlt an effektiven Kontrollen, um den kriminellen Lebensmittelfälschern das Handwerk zu legen, die damit Profite machen, wie sie sonst nur im illegalen Drogenhandel erzielt werden. Für mich allerdings sind auch viele ganz legale Nahrungsmittel aus unserer hochindustrialisierten Lebensmittelproduktion nichts anderes als Fake Food. Ein Stück

---

* »Nahrungsmittelbetrug: Diese Lebensmittel werden besonders häufig gefälscht«, online unter: www.geo.de

Fleisch aus der Mastfabrik sieht vielleicht noch aus wie ein Rinderfilet oder eine Hühnerbrust, aber es hat wirklich nicht mehr viel damit zu tun.

Ich habe mich vor mehr als 20 Jahren aus dem elitären Sterne-Zirkus verabschiedet, weil ich schon damals gespürt habe, dass wir auf einem völlig falschen Weg unterwegs sind. Und das gilt heute mehr denn je. Wir müssen im eigenen Interesse Schluss machen mit Fake Food aus den Mastfabriken und der Ernährungsindustrie und zurück zu einer authentischen Ernährung kommen. Deshalb heißt es jetzt: Ab in die Küche! Denn das ist der beste Weg, um die Kontrolle über unsere eigene Ernährung zurückzugewinnen.

Statistisch betrachtet hält sich nämlich die Begeisterung der Deutschen fürs Kochen nach wie vor in Grenzen. Zusammengefasst sind es immerhin fast ein Viertel aller Deutschen, die nie oder höchstens einmal in der Woche am heimischen Herd stehen. Hier ist also noch reichlich Luft nach oben und ich hoffe und wünsche mir, dass Sie, liebe Leserinnen und Leser, ab sofort den Kochlöffel häufiger in die Hand nehmen.

40 %	der Deutschen kochen jeden Tag
37 %	zwei- bis dreimal pro Woche
8 %	einmal pro Woche
5 %	noch seltener
10 %	kochen nie

Wir müssen keine EXPORT-WELTMEISTER für FLEISCH oder Gemüse sein

„Wir müssen Qualitäts-WELT-MEISTER werden."

Vor ein paar Wochen habe ich mal wieder meinen Freund und Nachbarn Antonius Witt auf seinem Wacholderhof in Erbach besucht. Wir sehen uns nicht sehr oft, was einfach daran liegt, dass wir beide selten die Zeit für einen kleinen Gedankenaustausch finden.

Bei den Witts hat ein Arbeitstag locker zwölf Stunden, inklusive Wochenende. Der Wacholderhof ist noch ein klassischer Familienbetrieb und die Witts sind wirklich eine großartige Familie, die hier seit mehr als 30 Jahren Schweine züchten. Der Wachholderhof ist das, was man einen konventionellen Betrieb nennt, aber eben keine Mastfabrik. Tierwohl ist bei den Witts keine leere Worthülse. Die Schweine von Antonius Witt leben im sozialen Verbund auf Stroh. In einem offenen Stall mit viel Licht und frischer Luft. Gerade überlegt Antonius, den Auslauf für die Schweine noch etwas zu vergrößern.

Auf seinen 150 Hektar Land baut er sein Futter weitgehend selbst an und hat auch genügend Fläche, um seine Gülle auszubringen, ohne das Grundwasser durch Überdüngung mit Nitrat zu belasten. Sein Sohn Frederic hat vor ein paar Jahren mit der Zucht von Hühnern zur Produktion von Eiern angefangen und verfolgt dabei ebenfalls ein Konzept, das eine gesunde Balance aus guter Qualität, Tierwohl, Umweltschutz und Ökonomie zum Ziel hat. Seine Hühner leben im Hühner-Mobil, das vergleichbar mit einem großen Bauwagen ist. Aus ihrem fahrbaren Stall können sie jederzeit auf die abgezäunte Wiese inklusive Staubbad laufen und finden dort alles zu picken, was der Hühnermagen so braucht – von kleinen Steinchen bis zu Kerbtierchen. Und ist die Wiese abgegrast, dann zieht der Hühnerstall eben ein Stück weiter. Die Hühner haben wieder frisches Grün und die genutzte Fläche kann sich erholen. Auch das zusätzliche Körnerfutter bauen die Witts auf ihren Flächen selbst an. Also alles unter eigener Kontrolle, und deshalb beziehe nicht nur ich hier gerne meine Eier, die natürlich mehr kosten als ein Fake-Ei aus der Legebatterie. »**Es gibt Leute,**« erzählt mir Frederic, »**die kaufen hier bei mir die Eier, die sie zum Frühstück essen wollen, aber die Eier zum Backen kaufen sie im Supermarkt.**«

Aus meiner Sicht ist das natürlich eine Milchmädchenrechnung und die völlig falsche Strategie. Man spart ein paar Cent pro Ei im Vergleich zu Frederics Freilandhaltung, unterstützt aber die brutale Käfighaltung und hat keine Ahnung, was die armen Kreaturen zu fressen kriegen, die hier Eier im Akkord legen und in ihrem ganzen Leben nie das Tageslicht zu sehen bekommen. Und außerdem bitte merken: Auch das minderwertige Ei, das »nur« zum Backen verwendet wird, landet im eigenen Magen.

Immerhin kann Frederic bei der Direktvermarktung über den eigenen Hofladen den Preis für seine Eier noch selbst bestimmen und seinen Kunden erklären, wie sein Preis zustande kommt. Bei seinem Vater sieht die Sache völlig anders aus. Der Kilopreis, den er für seine Schweine erwirtschaften kann, orientiert sich nicht daran, was Antonius in den Respekt vor seinen Tieren und eine am Tierwohl orientierte Haltung investiert, sondern viel mehr daran, wie hoch gerade der Bedarf an Schweinen in China ist, selbst wenn er seine Schweine nur hier in der Region vermarktet. Um halbwegs gesund zu wirtschaften, bräuchte er einen Preis zwischen 1,80 und 1,90 Euro pro Kilo Schlachtgewicht, doch es gibt Zeiten, da kriegt er nur etwas mehr als 1,30 Euro.

Schon dieses kleine Beispiel zeigt, auf welch krankem Weg wir in einer globalisierten Agrarwirtschaft unterwegs sind. Masse statt Klasse heißt das Prinzip. In immer größeren Mastfabriken werden die Schweine, Hühner und Rinder zu immer günstigeren Preisen produziert. So ist Deutschland in den letzten Jahrzehnten zum weltweit drittgrößten Exporteur von Lebensmitteln geworden. Eine perverse Entwicklung, wenn man sich mal die Konsequenzen anschaut. So viel Fleisch produziert Deutschland* im Jahr:

---

* Schlachtungen in Deutschland, gerundet,
Quelle: Statistisches Bundesamt 2017.

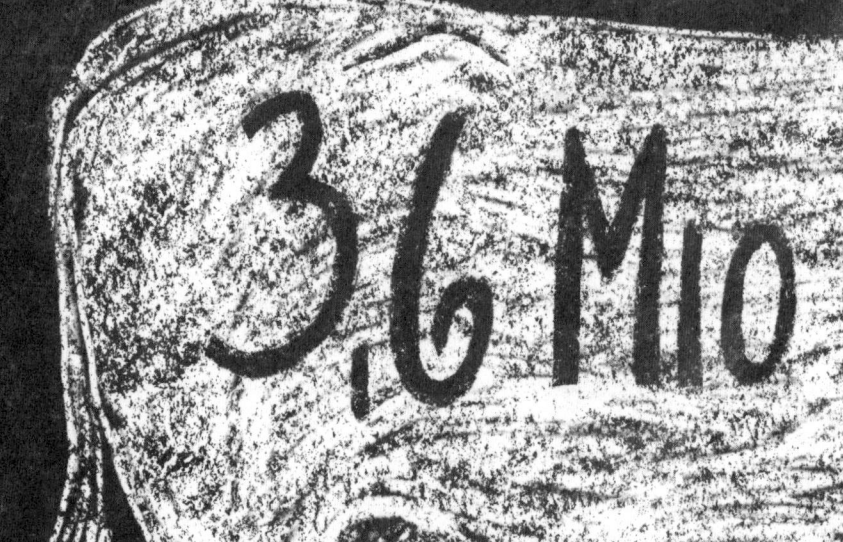

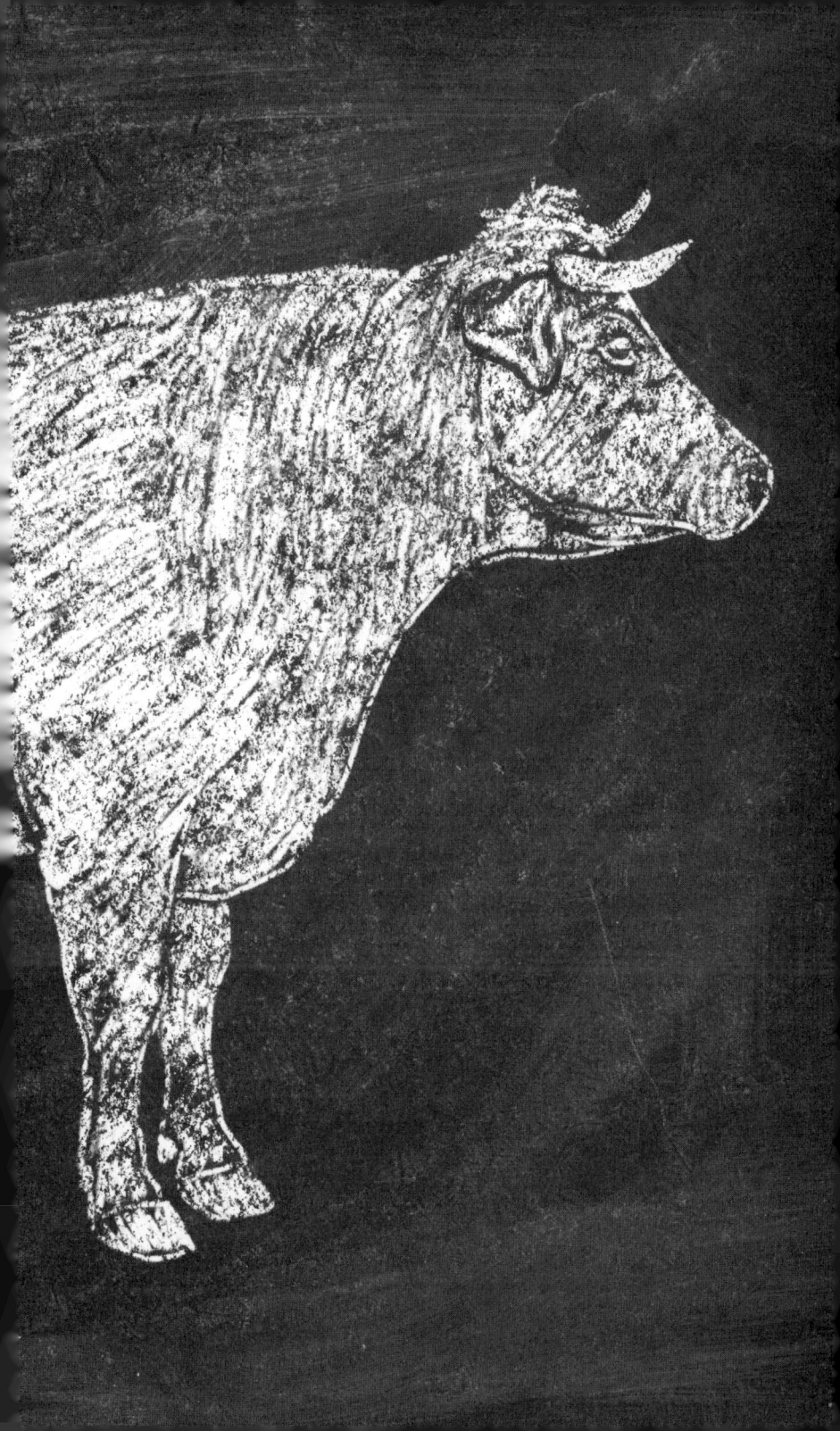

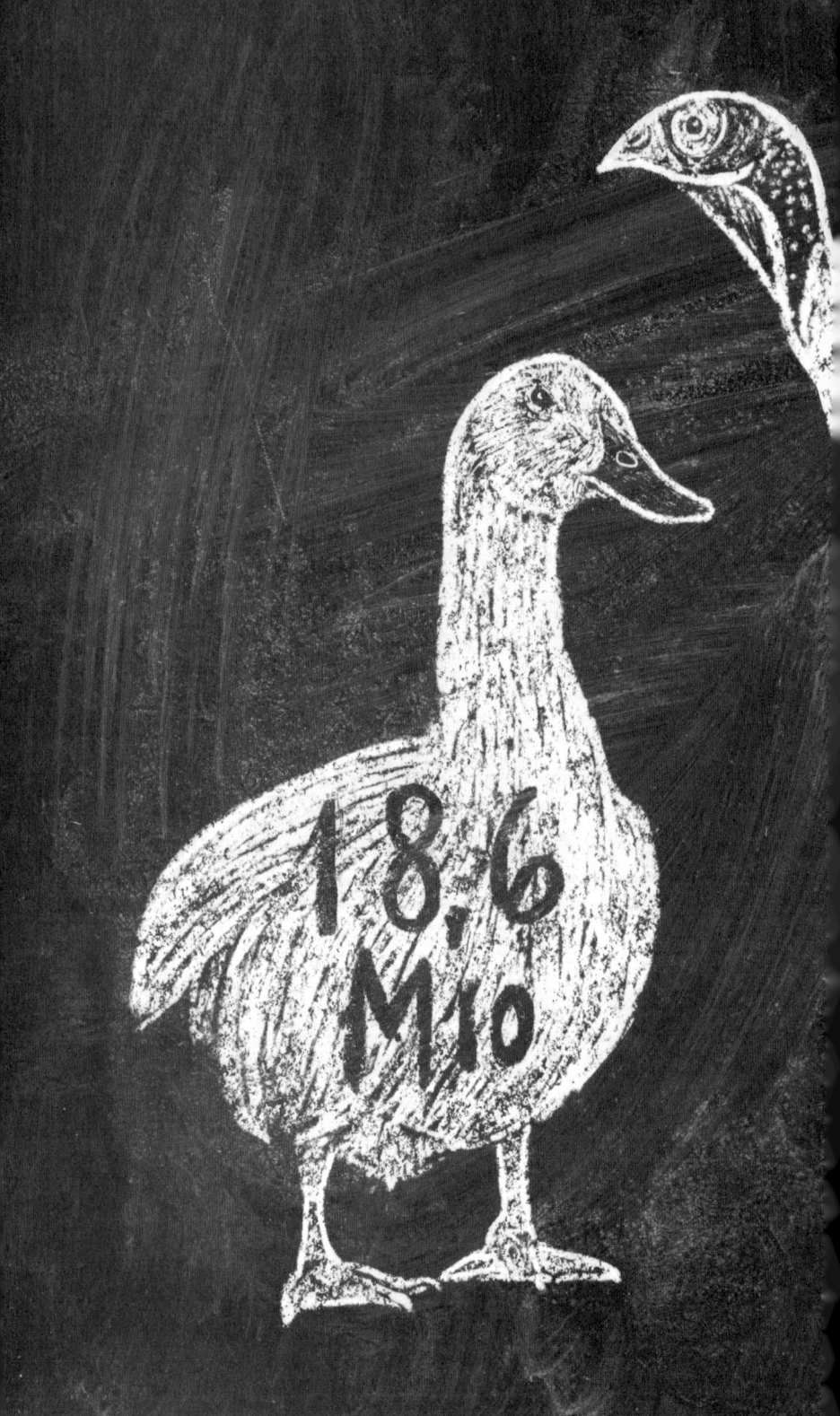

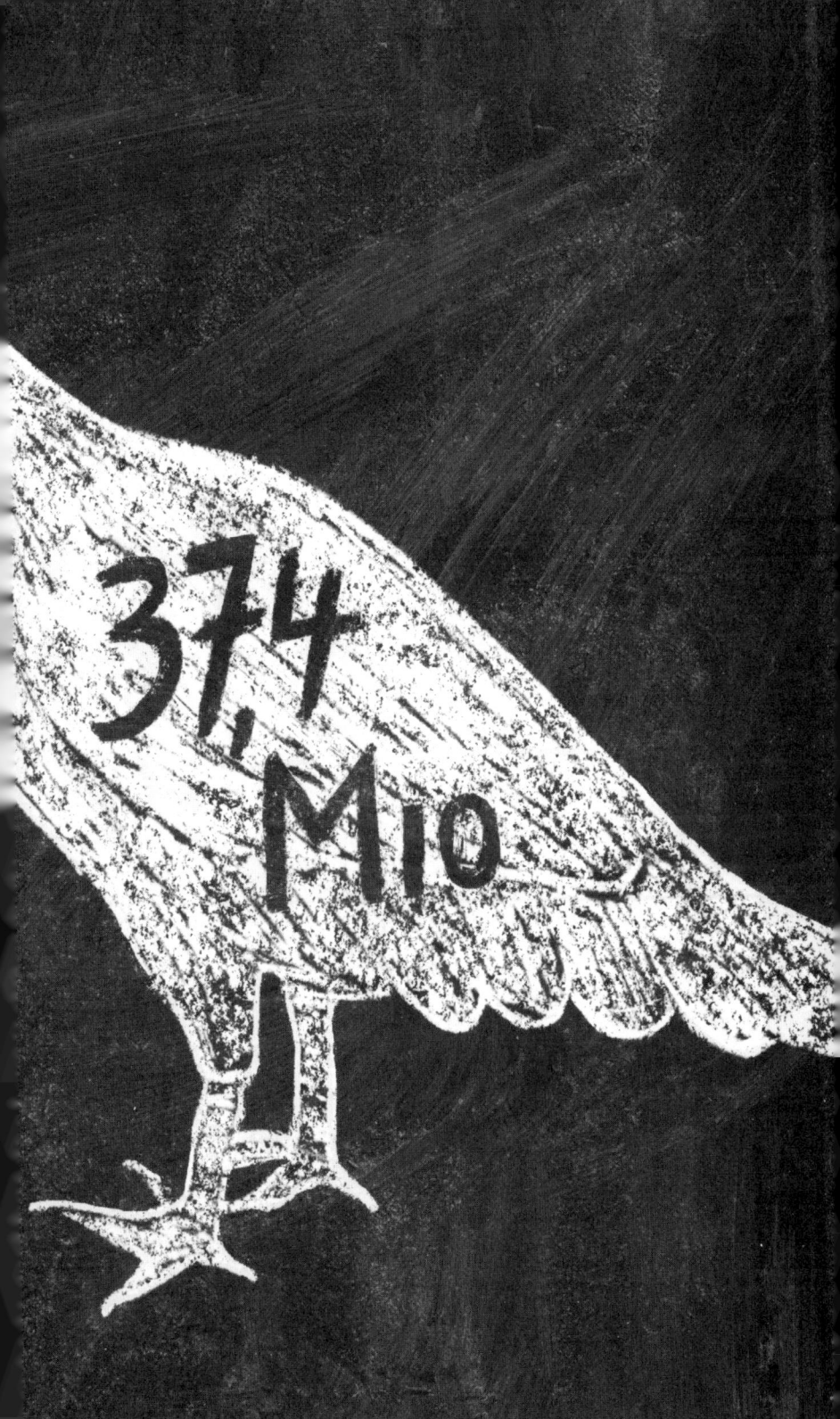

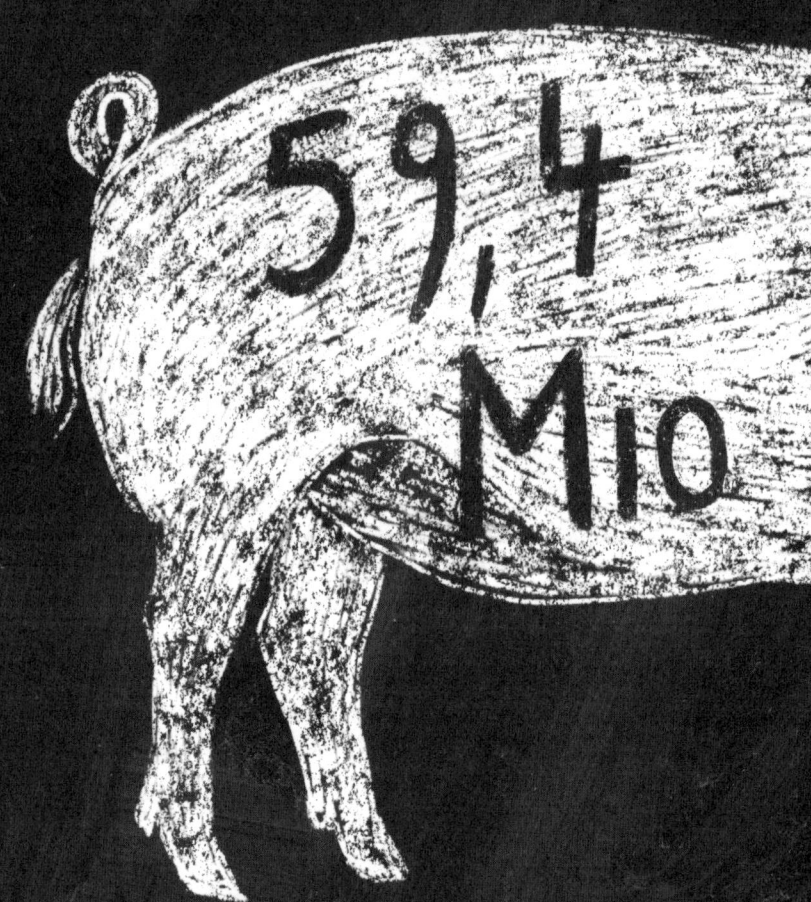

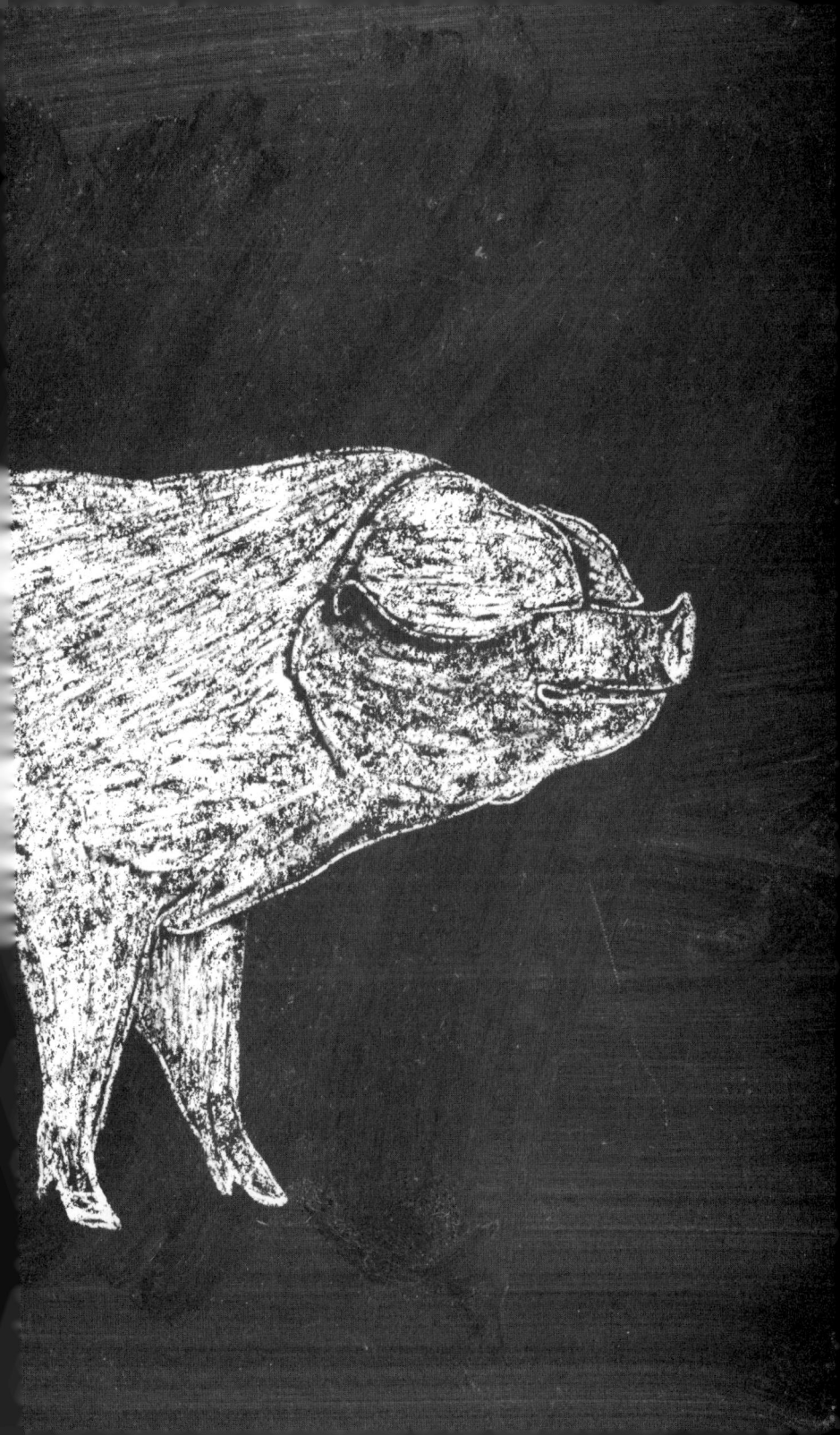

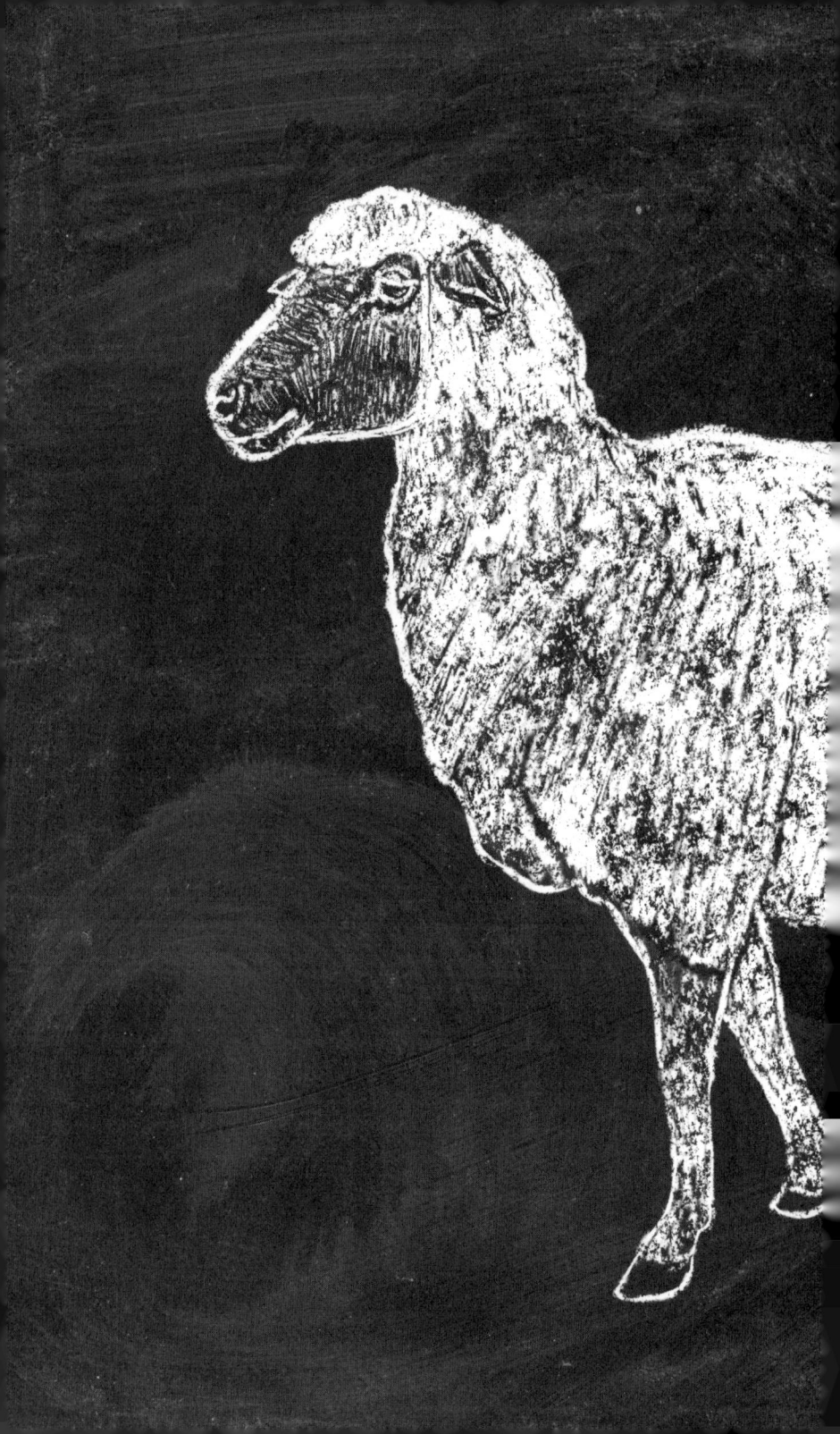

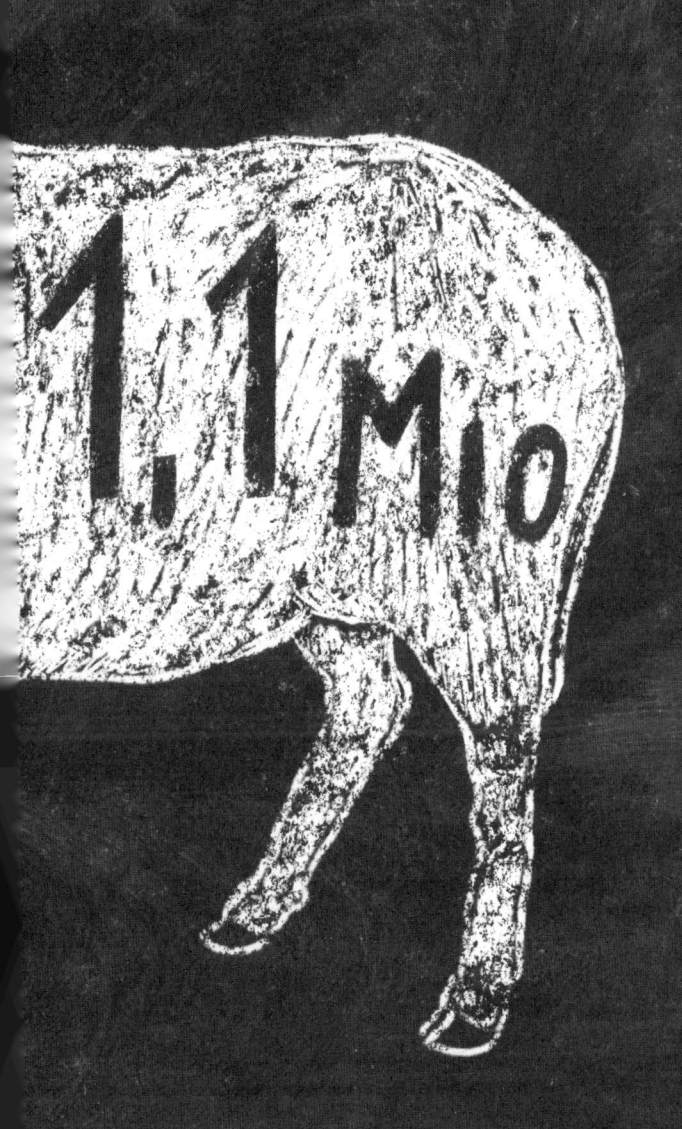

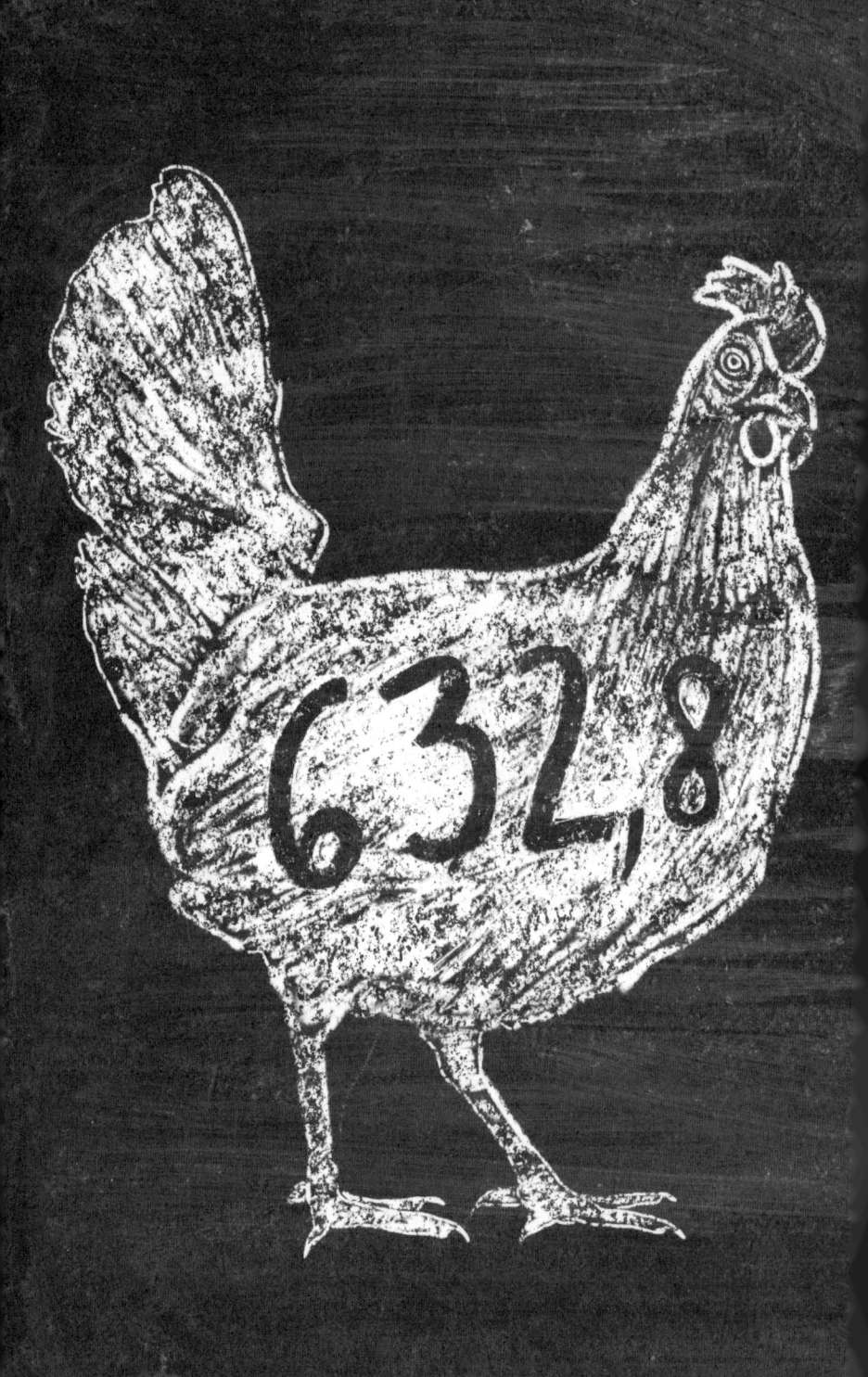

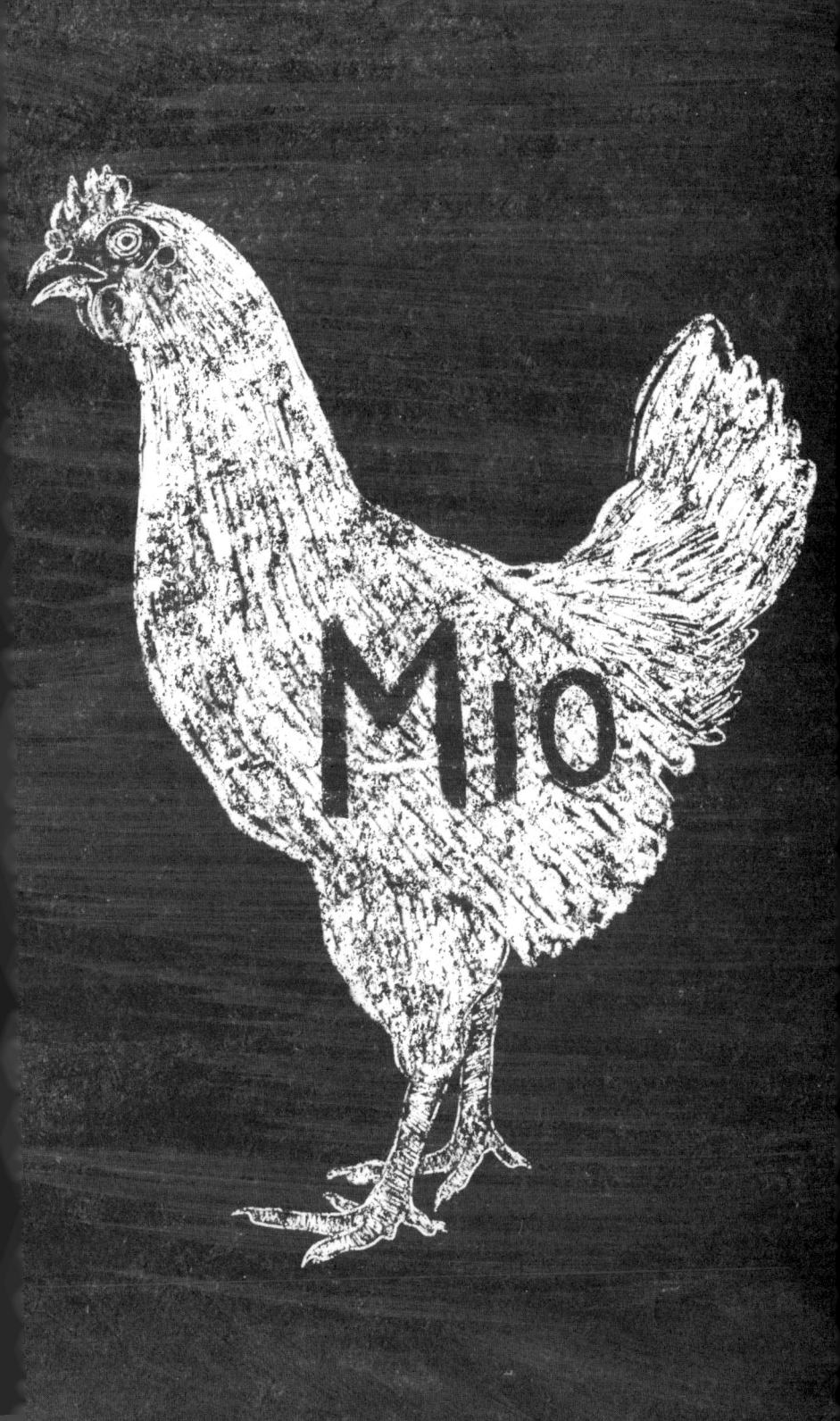

Um die industrielle Fleischproduktion am Laufen zu halten, wird in den deutschen Mastfabriken jede Menge Kraftfutter benötigt, hauptsächlich Soja. Die proteinreiche Bohne wird in riesigen Monokulturen vorwiegend in Brasilien, Argentinien und den USA angebaut. In den letzten zehn Jahren ist die Anbaufläche in diesen Ländern um 40 Prozent gewachsen. Allein für die deutschen Mastfabriken wächst hier Soja auf einer Fläche von rund 2,7 Millionen Hektar. Um das mal anschaulich zu machen: Für das Fake Food aus unseren Mastfabriken wird in diesen Ländern Futter auf einer Fläche angebaut, die ungefähr der gemeinsamen Fläche von Hessen und dem Saarland entspricht. Unfassbar! Wenn wir also den völlig durchgeknallten brasilianischen Präsidenten Jair Bolsonaro zu Recht dafür kritisieren, dass er den Schutz des Regenwaldes aufgehoben und weiter riesige Waldstücke für neue Ackerflächen abholzen oder abbrennen lässt, müssen wir uns eben auch sehr ernsthaft klarmachen, was das mit unseren Lebens- und Ernährungsgewohnheiten zu tun hat. Übrigens: Der größte Teil des Saatgutes auf diesen riesigen Monokulturen kommt von den großen US-Gentechnikkonzernen.

In der EU, also auch in Deutschland, ist der Anbau gentechnisch veränderter Sorten zwar verboten und die überwiegende Mehrheit der Deutschen lehnt gentechnisch veränderte Grünpflanzen klar ab. Im Tierfutter aber ist die Gentechnik erlaubt und der Anteil des in Deutschland verfütterten Gensojas liegt bei über 80 Prozent.* Das ist doch wirklich komplett bescheuert.

Wir führen also gewaltige Mengen an Futter nach Deutschland ein, das in riesigen Monokulturen erzeugt wurde, damit die deutschen Billigfleischexporte weiter steigen können, die sich bei Schweinen und Hühnern in den letzten zehn Jahren verdoppelt haben. So ruinieren wir nicht nur in vielen anderen Ländern bäuerliche Strukturen, sondern auch unsere Böden und unser Grundwasser. Die in der Massentierhaltung entstehende Gülle

---

* »Gentechnik im Tierfutter muss nicht sein!«,
online unter: www.greenpeace.de.

schicken wir ja nicht in die Länder der Futterlieferanten zurück, sondern verteilen sie auf unseren Feldern, wo seit Jahren die Nitratbelastung des Grundwassers als Folge einer massiven Überdüngung weit über dem Grenzwert von 50 Milligramm pro Liter liegt. Ein wirklich kranker Kreislauf. Wie massiv die Belastung unseres Grundwassers inzwischen ist, belegt die angedrohte EU-Strafzahlung von 850.000 Euro täglich, wenn der Nitratgehalt in Deutschland nicht schnellstens reduziert wird. Hier haben ja kürzlich die deutsche Umweltministerin Svenja Schulze und unsere Lobbymin..., Entschuldigung, Landwirtschaftsministerin Julia Klöckner ihre Vorschläge für eine neue Düngeverordnung vorgelegt und in stark belasteten Gebieten eine Reduzierung der Stickstoffdüngung um 20 Prozent vorgeschlagen. Das klingt ja erst einmal nach einem ordentlichen Schritt, der Bauernverband hat auch pflichtgemäß aufgejault und sofort von der Existenzbedrohung der deutschen Bauern gefaselt. Für mich aber ist das nur ein schönes Beispiel dafür, wie Agrarpolitik hierzulande funktioniert – tricksen, täuschen, verschleiern.

Als 2017 die letzte Fassung der Düngeverordnung im dafür zuständigen Ausschuss für Ernährung und Landwirtschaft diskutiert wurde, empfahlen die um Rat gefragten Wissenschaftler eine Obergrenze von 150 Kilo Dünger pro Hektar als völlig ausreichend für das Pflanzenwachstum. In der finalen Version dieser Verordnung wurde aber eine Obergrenze von 200 Kilo pro Hektar festgelegt, also ein gutes Drittel mehr. Die Folge: weiter steigende Nitratwerte. Sowohl die Umweltministerin als auch die Landwirtschaftsministerin müssten also wissen, dass die jetzt vorgeschlagene Reduzierung um 20 Prozent nicht ausreicht, um unser Nitratproblem zu lösen, denn es müssten mindestens 30 Prozent sein, um wenigstens annähernd den von der Wissenschaft empfohlenen Grenzwert einzuhalten. So etwas nennt man Augenwischerei und Verbraucherverarschung. Die Ministerinnen trauen sich nicht, die richtigen und radikalen Schritte zum Gesundheitsschutz der Bevölkerung einzuleiten, weil sie selbst in einem dichten Lobbynetzwerk aus Agrarindustrie, Bauernverband und Politik verfangen sind, das in Sachen Transparenz und ethischer Grundwerte ungefähr auf dem Level des Fußballweltverbandes FIFA agiert.

Der Naturschutzbund NABU hat kürzlich in einer Studie das Netz der Agrarlobby in Deutschland durchleuchtet.* Die vom Institut Arbeit und Wirtschaft der Universität Bremen durchgeführte Studie belegt, dass eine relativ kleine Gruppe von Vielfachfunktionären alle wichtigen Schlüsselpositionen in der Agrarindustrie und der Agrarpolitik besetzt und so ein Lobby-Netzwerk installiert hat, das über 560 Verbindungen und große Netzwerkknoten in Berlin und Brüssel verfügt. Bestes Beispiel ist der Präsident unseres Deutschen Bauernverbandes, Joachim Rukwied, der nicht nur zeitgleich Präsident des europäischen Bauernverbandes ist, sondern noch mindestens 18 weitere einflussreiche Positionen in Aufsichtsräten der Agrarindustrie innehat. Wie der Kerl bei derartiger Ämterhäufung nicht nur die Interessen der globalen Agrar- und Ernährungswirtschaft, sondern auch noch die Anliegen der Landwirte unter einen Hut bringen will, fragt sich nicht nur NABU-Präsident Olaf Tschimpke, der die Studie so zusammenfasst: »Seit Jahren werden Entscheidungen gegen das Gemeinwohl getroffen, bei der Düngeverordnung genauso wie bei der Verteilung der milliardenschweren Agrarsubventionen.«

Mit 55 Milliarden Euro sind diese Agrarsubventionen bis heute der größte Posten im EU-Haushalt und sie werden nicht als Steuerungsinstrument für eine gesunde Landwirtschaft genutzt, sondern schlicht nach Fläche verteilt. Die Großen kriegen viel, die Kleinen wenig. Subventioniert werden die Industrie und der Grundbesitz und nicht die Arbeit des Landwirtes oder sein Nutzen für Natur und Gesellschaft. Erinnert sich vielleicht noch jemand an

---

*»Die deutsche Agrarlobby: verfilzt, intransparent und wenig am Gemeinwohl orientiert«, 30. April 2019, online unter: www.nabu.de.

Christian Schmidt, den Vorgänger von Julia Klöckner, der damals in Brüssel im Alleingang und gegen den ausdrücklichen Willen des Umweltministeriums für die Genehmigungsverlängerung des Unkrautvernichters Glyphosat gestimmt hat? Auch seine Nachfolgerin ist in dieser Hinsicht voll auf Linie. Unter ihrer Zuständigkeit wurden kürzlich 18 Pflanzenschutzmittel zugelassen, denen das Umweltbundesamt »erhebliche negative Auswirkungen auf die biologische Vielfalt, insbesondere auf die Insektenwelt« attestiert hat, weil sie unter anderem Glyphosat oder das Insektizid Cyantraniliprol enthalten, das auch für Bienen giftig ist.* Die EU hat im letzten Jahr zwar den Freilandeinsatz der Bienenkiller-Neonicotinoide untersagt, aber die deutsche Landwirtschaftsministerin erlaubt ein Nachfolge-Insektizid, das für die Bienen genauso schädlich ist.

So funktioniert unsere Landwirtschaftspolitik und es kann sicher niemanden verwundern, warum sich weder ein Kleinstbauer wie ich noch ein Familienunternehmen wie der Wacholderhof meines Freundes Antonius Witt noch vom Bauernverband vertreten fühlen. Denn der kümmert sich lieber um die großen Player im globalen Agrarmarkt: die Agrarchemiekonzerne, die ihre Kohle mit Pestiziden und Medikamenten verdienen, den Agrarhandel, der die Futtermittel und den Dünger verkauft, die Agrarfinanzwirtschaft, die die Kredite für die immer größeren Ställe und Maschinen bereitstellt, oder die Fleischindustrie, die überwiegend mit Billiglohnkräften ihren Profit beim Schlachten und Zerlegen einfährt. Ganz hinten steht in dieser gut geschmierten Profitmaschine der Landwirt, dem von seinem Schwein im Glücksfall 20 Euro Gewinn bleiben. Um das mal klar zu sagen: Wir subventionieren mit unserer Art der industrialisierten Landwirtschaft ein System, das die Umwelt zerstört, das Klima schädigt, das Tierwohl missachtet und die Menschen krank macht. Warum??? Jedes vierte Fleischprodukt aus der Mastfabrik stammt inzwischen von einem

---

* »Schulze vs. Klöckner – Umweltministerin hält Glyphosat-Zulassung für rechtswidrig« Spiegel Online, 7. März 2019.

kranken Tier. Jedes fünfte Schwein aus der Intensivhaltung schafft es noch nicht einmal bis zum Schlachthof, was bedeutet, dass wir pro Jahr an die 13 Millionen Schweine, die ein qualvolles Leben haben, für den Müll produzieren.*

In mehr als 50 Prozent aller Hühnerfleischproben wurde der Durchfallerreger Campylobacter gefunden. Das darf man wohl mit Fug und Recht einen echten Scheißfraß nennen.**

In der Tiermast werden jährlich noch immer rund 735 Tonnen Antibiotika eingesetzt. Darunter auch sogenannte Reserveantibiotika, die eigentlich als letzte Waffe für die Behandlung von uns Menschen vorbehalten sind. Das ist die nächste Katastrophe, in die wir sehenden Auges hineinlaufen. Rudolf Henke, Vorsitzender der Ärztegewerkschaft Marburger Bund, warnt eindringlich vor den Folgen des Einsatzes von Reserveantibiotika in der Fleischproduktion: »Wenn mehr und mehr Bakterien selbst gegen Reserveantibiotika wie Colistin Resistenzen entwickeln, ist das Spektrum der therapeutischen Möglichkeiten in vielen Fällen aufgebraucht.« Die Folgen der schwachsinnigen Idee, Antibiotika aus der Humanmedizin in der Tiermast einzusetzen, sehen wir schon jetzt: Geschätzte 33.000 Menschen sterben in der EU jährlich an multiresistenten Keimen. Masthühner werden zu Massenkillern. Ein echter Skandal mit rasant steigender Tendenz!

Mal nebenbei angemerkt: Das Recht auf körperliche Unversehrtheit gehört in Deutschland zu den Grundrechten eines jeden Menschen und ist im Grundgesetz verankert. Wenn ich mich richtig erinnere, wurde doch gerade in Bezug auf den Dieselskandal das Instrument der Sammelklage gegen die Autoindustrie angewendet, um den verarschten Verbrauchern die Chance auf eine Entschädigung zu ermöglichen. Wie wäre es denn mal mit einer Sammelklage gegen die zuständigen Minister, die beim Thema Ernährung massiv gegen dieses Grundrecht auf

---

* »Nottötung in der Mast«: Spiegel Online, 22. Oktober 2019.
** »Jedes zweite Hähnchen ist mit Durchfallerregern belastet«, 11. Januar 2019, online unter: www.sueddeutsche.de.

körperliche Unversehrtheit verstoßen? Im Ernst: Wir müssen dringend umdenken. Deutschland muss in Sachen Ernährung kein Exportweltmeister sein. Es hat keinen Sinn, Futtermittel für unsere Tiermast aus fernen Ländern zu importieren, hier dann Massen an unterirdisch schlechtem Fleisch zu produzieren, das diesen Namen nicht verdient, nur um es dann wieder zurück in alle Welt zu exportieren. Das ist total meschugge. Wir sollten uns darauf besinnen, Qualitätsweltmeister zu werden, und zwar in einem umfassenden und nachhaltigen Sinn.

Abschied von Olympus

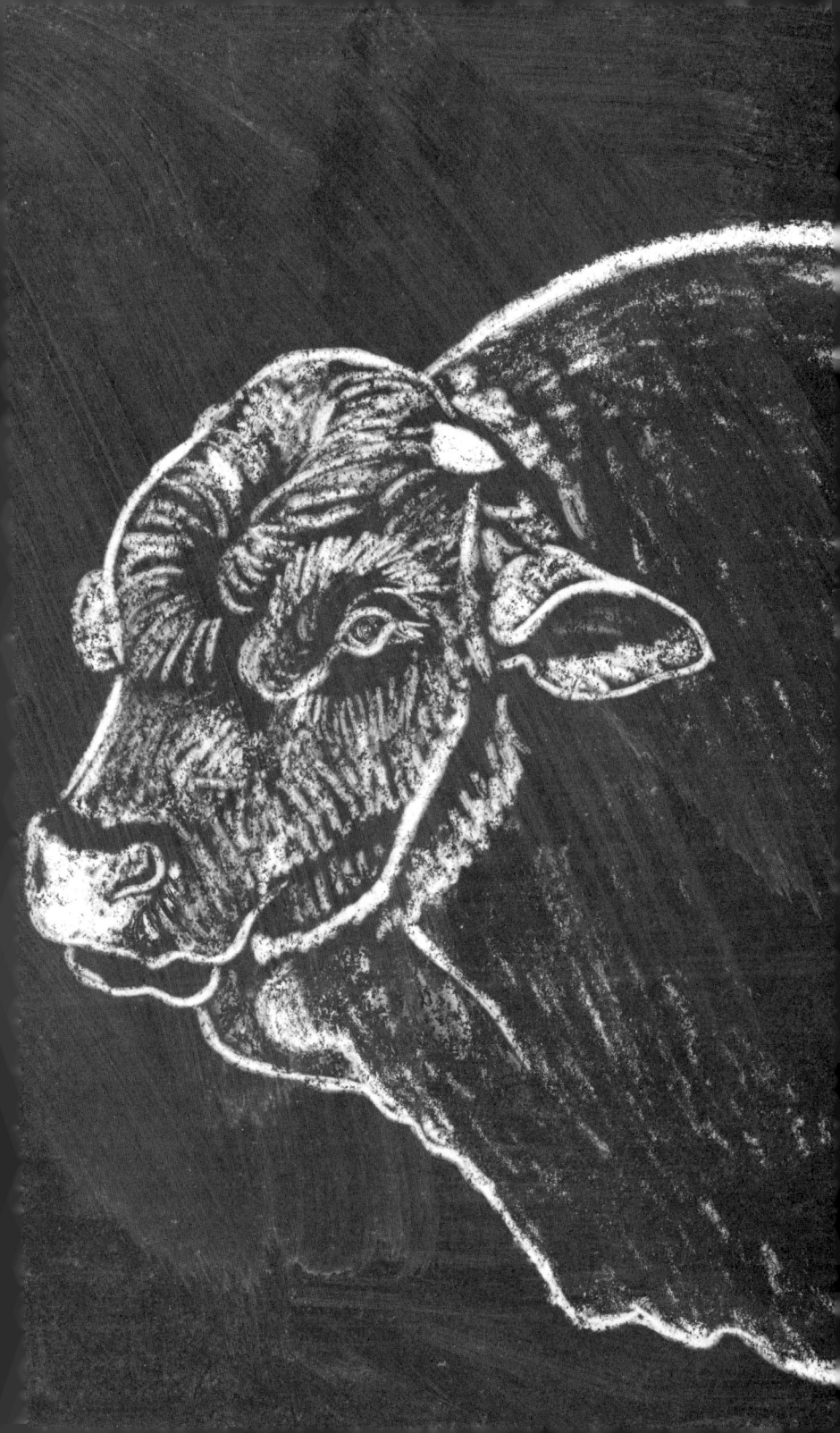

Gerade muss ich wieder an meinen Bullen Olympus denken. Er fehlt mir, denn vor wenigen Tagen musste ich ihn ins Schlachthaus bringen. Ich bin für gewöhnlich wirklich kein Tier-Romantiker. Meine Tiere bekommen keine Namen und wir haben einen eher rationalen Deal. Ich biete ihnen ein bestmögliches und artgerechtes Leben und sie liefern mir dafür genau die Fleischqualität, die ich mir für meine Küche und meine Gäste wünsche. Mit Olympus war das anders. Er war fast zehn Jahre auf dem Falkenhof und hat mir an wesentlicher Stelle dabei geholfen, meine Herde auszubauen. Als ich mit der Rinderzucht anfing, lernte ich Gerd Beilstein kennen, der sich wirklich gut auskennt und in meinen Augen ein echter Rinderflüsterer ist. Gerd hatte auf seinem Hof französische Limousin-Rinder und ich hatte mich für Charolais entschieden, weil die vom Charakter her eher gemütlich sind, fressen und schön dick und rund werden. Wir haben uns oft über die Vor- und Nachteile der unterschiedlichen Rassen unterhalten und Gerd überzeugte mich irgendwann, zunächst mal zwei seiner Limousins zu kaufen.

Als er seinen Hof aus gesundheitlichen Gründen aufgab, habe ich dann noch mal vier seiner besten Rinder übernommen. Ich hatte also irgendwann auf meinem Falkenhof eine gemischte Herde aus Limousin- und Charolaiskreuzungen und als ich mal wieder bei meinen Rindern an der Weide stand, kam mir eine prima Idee. Ein kleines Problem war damals auch, dass ich meine Charolais nicht so bezeichnen durfte. Die Franzosen sind nämlich, was den Schutz ihrer regionalen landwirtschaftlichen Produkte betrifft, sehr viel schlauer und strenger als wir hier. Und deshalb darf ein Charolais-Rind nur als Charolais-Rind bezeichnet werden, wenn es sein Leben auch in der Gegend von Charolles im Burgund verbringt. Auf der anderen Seite waren mir die Limousin-Rinder zu klein und zu nervös. Also rief ich bei Gerd an und fragte ihn, ob ich nicht meine beste Charolais-Kuh von seinem Limousin-Bullen decken lassen könnte. Er schüttelte zwar zunächst den Kopf und meinte, das sei doch wirklich eine verrückte Idee, doch er ließ sich überzeugen. Kurze Zeit später rief er mich sogar an und meinte: **»Franz, ich habe da gerade ein sehr gutes Angebot für einen Limousin-Bullen. Wenn du weiter kreuzen willst, sollten wir uns den Kerl mal anschauen.«** So kam Olympus auf meinen Hof.

Wir haben uns von Anfang an verstanden, denn Olympus war ein ganz besonderes Tier. Wie oft habe ich meinen Gästen auf dem Falkenhof einen großen Schrecken eingejagt, wenn ich ihnen meine Rinder gezeigt und die Weide betreten habe, um nach Olympus zu rufen. Als er noch jung war, kam dieser Koloss oft im Vollsprint auf mich zu gerannt und so mancher dachte, dass mein letztes Stündchen geschlagen habe. Doch Olympus stoppte jedes Mal rechtzeitig ab, denn er kam nicht zum Kämpfen angerannt, sondern zum Kuscheln. Mit 800 Kilo Schmusegewicht. Klar musste ich immer vorsichtig sein, weil auch ein lieb gemeinter Kopfstoß von diesem Koloss böse Verletzungen hätte nach sich ziehen können. Aber Olympus war ein gutmütiges Tier. Er war ein echter Freund, ich konnte mit ihm sprechen und er hat mir sogar gestattet, auf ihm zu reiten. Das ergab sich übrigens ganz einfach, weil ich ihn oft gestriegelt habe, wenn er liegend am Wiederkäuen war. Plötzlich stand er einfach auf und ich blieb halt auf ihm sitzen. Das war es dann und wir haben eine Runde über die Weide gedreht. Wir haben uns, ob auf der Sommerweide oder zur Winterzeit im Stall, sehr regelmäßig besucht. Das war uns, glaube ich, beiden wichtig. Olympus wollte seine Streicheleinheiten und liebte es, wenn ich ihm ein wenig sein Fell gestriegelt habe, und ich habe bei ihm oft ein Stück Ruhe gefunden, um über die eine oder andere Frage nachzudenken.

Nun war er aber in die Jahre gekommen und lief auf den Hinterläufen schon lange nicht mehr richtig rund. Verschleiß bei diesem Kampfgewicht – und ich war echt in Sorge, dass er mir eines

Tages auf der Weide zusammenbricht, ohne eine Chance, ihn dann noch einen Zentimeter zu bewegen.

Ich habe den Abschied von Olympus wirklich ewig hinausgezögert. In diesem Sommer hatte ich ihn zunächst mal von der Herde abgesondert, natürlich in Begleitung zweier Kühe. Aber Olympus war nicht dumm, er hat genau gespürt, dass hier etwas im Busch ist und seine Chefrolle in Frage gestellt wurde. Und wenn sich bei unseren Meetings auf der Weide unsere Blicke trafen, dann war es manchmal wirklich so, als würde er mir sagen: »Franz, mein Lieber, jetzt komm mal bloß nicht auf blöde Gedanken.« Dann fühlte ich mich ertappt, denn mir war klar, dass ich früher oder später eine Entscheidung treffen musste. Und noch etwas war mir klar: Wenn es soweit sein würde, dann würde ich Olympus auf seinem letzten Weg begleiten. Ich habe mir wirklich Mühe gegeben, alles bestmöglich zu regeln. Vor seiner letzten Nacht auf dem Falkenhof, habe ich ihn von der Weide in den Stall geführt und ihm zwei Fersen an die Seite gestellt. Ich dachte einfach, vielleicht hat er ja Lust, seine über so viele Jahre kraftvolle Männlichkeit noch einmal auszuleben. Das wollte ich ihm nicht verwehren.

Mit meinem Bio-Schlachthof hatte ich abgesprochen, dass ich Olympus schon am Abend vorher bringe, denn ich wollte, dass er am nächsten Morgen ganz stressfrei als erstes Tier geschlachtet würde, in einem sauberen, gereinigten Schlachthof, in dem es nicht schon nach Blut und Tod riecht. Als es soweit war, habe ich ihn geführt und bin ihm auf seinem letzten Weg vorausgegangen wie immer ohne Führerstrick, was keiner im Schlachthof verstehen konnte. Ich denke nicht, dass er ahnte, was passieren würde, jedenfalls hat er nur die fremde Umgebung mit kritischem Blick beäugt und ist mir ruhig und wie ein treuer Freund bis zum Schluss gefolgt. Das Bolzenschussgerät, welches ich ihm fest auf die Stirn gesetzt habe, registrierte er nicht mehr. Wumm! Ein dumpfer Schuss und Olympus brach zusammen. Dann bin ich ganz schnell weggegangen. Ich könnte den Weg heute nicht mehr beschreiben, auch nicht wie lange ich unterwegs war, aber ich fand mich mit feuchten Augen an einer Bushaltestelle sitzend wieder und fühlte mich wirklich schlecht. Nicht mal der nun leere Flachmann mit feinem Cognac drinnen, den ich vorsorglich mitgenommen hatte, konnte mir viel helfen. Auch wenn ich Olympus den für ein Nutztier denkbar besten Abschied organisiert hatte, fühlte es sich wie Verrat an einem guten alten Freund an, dem ich viel zu verdanken hatte.

Es gibt einen tieferen Grund, warum ich das hier noch einmal so ausführlich erzähle: Die Tiere, die uns ernähren und von denen wir leben, sind mitfühlende Wesen und wir sind dazu verpflichtet, sie mit dem nötigen Respekt zu behandeln und mit dem Wissen, was wir ihnen zu verdanken haben. Deshalb biete ich auf meinem Falkenhof auch regelmäßig Führungen an. Ich möchte meinen Gästen zeigen, dass ein Schwein einen Rüssel hat, mit dem es gerne im feuchten Boden wühlt, und dass sie nicht dafür gemacht sind, in der Mastfabrik auf einem Spaltenboden in der eigenen Scheiße zu stehen. Wenn meine Gäste beobachten, wie entspannt meine Rinder auf der Weide grasen, sollen sie spüren, dass wir für unsere Ernährung die Natur verstehen und mit ihr kooperieren müssen. Das ist der Kardinalfehler: Die industrialisierte Landwirtschaft will die Natur beherrschen und beutet sie dumm und radikal aus.

Der global organisierte Ernährungsmarkt fördert – nicht zuletzt durch die Subventionsmilliarden der EU – die Massenproduktion für immer höhere Erträge. Es geht um Kohle und um ökonomische Effizienz. Wobei die Schäden nie mitberechnet werden, die diese Form der Landwirtschaft für unser Wasser, für unsere Böden, für das Klima, die Umwelt und nicht zuletzt für unsere Gesundheit zur Folge haben. Der Anteil schädlicher Treibhausgase wie CO_2 oder Methan, den die industrielle Tierhaltung verursacht, wird auf rund 14 Prozent beziffert. So betrachtet wird das Fake-Fleisch aus der Mastfabrik an der Discounter-Kasse auch zu einem Fake-Preis angeboten, der die wahren Kosten in keiner Weise deckt. Beispiel Nitratbelastung: Statt nun eine durch klare wissenschaftliche Fakten berechnete Düngereduzierung durchzusetzen, die das Problem nachhaltig lösen könnte, wird munter weiter überdüngt, dafür aber der Druck auf die Wasserwerke erhöht. Die sollen schnellstens neue Klärstufen bauen, die das Nitrat herausfiltern. Das lässt sich zwar technisch machen, löst aber das Grundproblem in keiner Weise und würde den Wasserpreis irgendwann für alle um geschätzte 40 bis 60 Prozent erhöhen. Wir subventionieren und produzieren also schlechte Qualität zum Schleuderpreis, doch diese Rechnung geht nicht auf und sie wird auch nie aufgehen, wenn wir mal alle Folgekosten einpreisen und ehrlich einbeziehen.

Wir brauchen hier dringend einen Systemwechsel, wenn wir unsere Landwirtschaft doch sowieso schon rundherum subventionieren, warum setzen wir das viele Geld nicht wesentlich besser für sinnvolle Erzeugerkonzepte und zum Vorteil für die produzierenden Bauern und die Konsumenten ein? Und wenn wir in Zukunft überhaupt noch Fleisch essen möchten, dann müssen wir dafür mehr bezahlen. Das sagt doch schon der gesunde Menschenverstand.

»Ja, Herr Keller, aber dann können sich ja viele gar kein Fleisch mehr leisten, das ist doch unsozial.« Auf diesen in meinen Gesprächen oft gehörten Einwand kann ich nur immer wieder sagen: **»Wir fressen mindestens doppelt so viel Fleisch, als uns wirklich guttut.«** Essen wir also die Hälfte zum doppelten Preis, ergibt sich für deutlich bessere Qualität ein Nullsummenspiel. Die soziale Frage gegen eine bessere Qualität oder den Umwelt- und Klimaschutz auszuspielen, ist in meinen Augen absolut unseriös. Wirklich unsozial ist nicht ein höherer Fleischpreis für bessere

Qualität, wirklich unsozial sind die Schäden, die durch die derzeitige Form der Nahrungsmittelproduktion verursacht und von uns allen getragen und bezahlt werden müssen. Das funktioniert wie bei der großen Bankenkrise, bei der sich wenige bereichert haben, für deren Folgen aber wir alle bis heute blechen.

Der Fleischkonsum pro Kopf liegt aktuell in Deutschland bei rund 60 Kilo, also bei mehr als einem Kilogramm pro Woche. Die Deutsche Gesellschaft für Ernährung (DGE) empfiehlt aus gesundheitlichen Gründen gerade einmal den Konsum von 300 bis 600 Gramm Fleisch pro Woche. Unser Fleischkonsum zählt weltweit zu den höchsten und und dazu produzieren wir noch ein Fünftel mehr, als wir selbst verbrauchen.

Im Zusammenhang mit dem sogenannten Klimapaket der Bundesregierung wird ja gerade die Erhöhung der Mehrwertsteuer für Fleisch von sieben auf 19 Prozent diskutiert, und zwar pauschal für alles, egal ob es von einem Biohof kommt oder aus der Mastfabrik. Was ist das für eine merkwürdige Idee? Fleisch muss teurer werden, das stimmt, aber damit ist keine schlichte Preiserhöhung gemeint, die dann im staatlichen Klingelbeutel landet. Richtig wäre es doch wohl, die Mehrwertsteuer für frische, unverarbeitete Bio-Produkte, ob Fleisch oder Pflanzen, zu reduzieren und für Fertig- und Fake Food deutlich zu erhöhen und auch gleich ein Werbeverbot für Fast Food zu erlassen, weil das mindestens so schädlich ist wie das Rauchen. Die Formel müsste also lauten: Wir fördern über eine zielgerichtete Steuerpolitik eine nachhaltige und auch am Tierwohl orientierte Produktion, die dem Landwirt zugutekommt, dem dadurch die Möglichkeit gegeben wird, nachhaltige, gesunde und schmackhafte Produkte zu produzieren. Und wenn es sein muss, auch erst mal nur für den deutschen Markt. Natürlich muss so ein Systemwechsel auch beworben, erklärt und positiv in der Öffentlichkeit dargestellt werden. Zum ersten

Mal seit ewigen Zeiten gehen ja jetzt auch die deutschen Bauern auf die Barrikaden. Das finde ich ganz wunderbar. Jetzt müsste ihnen nur noch gezeigt und geholfen werden, das Richtige für uns alle zu produzieren. Bessere Qualität für bessere Preise – das ist die Formel. Den billigen Dreck zu produzieren, können wir dann getrost den anderen überlassen, beziehungsweise wir sollten grundsätzlich damit aufhören.

Ich werde das Gefühl nicht los, dass die Themen Klima und gesunde Ernährung in der Politik tatsächlich noch nicht wirklich angekommen sind. Ein schönes Beispiel dafür ist auch der Deal, den die EU jetzt mit den USA vereinbart hat. Um zu verhindern, dass Donald Trump die Einfuhrzölle für Autos aus Europa und vornehmlich aus Deutschland drastisch erhöht, hat sich die EU verpflichtet, jährlich 45.000 Tonnen US-Rindfleisch zu importieren. Zur Beruhigung der Verbraucher wurde erwähnt, dass es sich dabei auf keinen Fall um Hormonfleisch handelt.

Also alles bestens? Von wegen! Ich habe die perversen amerikanischen Produktionsmethoden schon in Vom Einfachen das Beste beschrieben. Für alle, die das nicht gelesen haben, will ich das noch mal kurz zusammenfassen: Weil selbst die Amerikaner keinen Bock mehr auf Hormonfleisch haben, sind die US-Fleischproduzenten auf eine neue perverse Idee gekommen: die Popcorn-Mast. Das Problem bei diesen blöden und nicht anpassungsfähigen Rindern ist doch, dass sie Wiederkäuer sind. Und das heißt: fressen, hochwürgen, rülpsen, noch mal feiner kauen und wieder runterschlucken. Das dauert bis zu sechs Stunden und ist nun mal der Fress- und Lebensrhythmus dieser Tiere. Dieser in der Natur der Rinder liegende Verdauungs- und Verwertungsprozess ist eigentlich genial, weil daraus wirklich wunderbares, hochwertiges Fleisch entsteht. Vom leeren Pansen angeregt, stehen die Tiere dann irgendwann wieder auf, entleeren sich und fangen wieder an zu fressen. Um diesen für die Turboproduktion so zeitraubenden

Verdauungsvorgang zu überlisten, sind die amerikanischen Produzenten dazu übergegangen, ihre Rinder mit Popcorn zu füttern. Weil der Mais vorgegart und aufgeschlossen ist, brauchen die Rinder ihr Popkornfutter nicht mehr wiederzukäuen. Nach ein paar Tagen vergessen die Tiere tatsächlich, dass sie Wiederkäuer sind, und fressen den ganzen Tag. Innerhalb von drei Monaten sind sie dann so fett und nehmen so stark zu, wie sonst erst nach sechs bis sieben Monaten. Die Popcorn-Mast ruiniert ihren Verdauungstrakt und die Rinder kriegen die Scheißerei. Die Tiere sind krank, haben aber schon nach etwa 16 Monaten ihr volles Schlachtgewicht. Von diesem Superfleisch importieren wir jetzt jährlich besagte 45.000 Tonnen nach Europa. Das ist – sorry – wirklich eine Vollverarschung, weil wir auf weiten Transportwegen minderwertiges Fleisch importieren, dem alle guten Inhaltsstoffe fehlen. Wirklich ein super Klima- und Verbraucherschutz.

Wenn ich einen Spaziergang rund um meine Weiden mache, bin ich immer wieder fasziniert, wie aus simplem Gras, das so für den Menschen nicht verwertbar ist, diese prächtigen Rinder wachsen können, die für uns dann als hochwertige Energie- und Proteinlieferanten zur Verfügung stehen. Rinder, die ohne Stress und in Bewegungsfreiheit aufwachsen, liefern eine deutlich bessere Fleischqualität. Und dabei sind der Fettgehalt und auch die Marmorierung nicht das Wichtigste, auch wenn es bei uns häufig so dargestellt wird. Das Fleisch von Rindern, die vom Frühjahr bis zum Herbst auf der Weide aufwachsen, enthält mehr Mineralstoffe und einen viel höheren Anteil an wertvollen Omega-3-Säuren als konventionelles Fleisch aus reiner Stall-, Heu- oder Maissilagefütterung.

Auch ich muss mir mit meiner Weidehaltung derzeit Gedanken machen, ob ich meinen Tierbestand verkleinern muss. Die anhaltende Trockenheit lässt auf meinen Wiesen schlicht nicht genug Futter wachsen. Ich überlege auch, was ich noch tun kann. Mehr

Bäume wären nicht schlecht, nicht nur, weil sie in heißen Sommern Schatten spenden. Sie tun auch dem Boden gut. Es gibt da wirklich spannende Beispiele von Agroforstwirtschaft, wie zum Beispiel die Kombination aus Viehhaltung, Ackerkultur und der gezielten Pflanzung von Bäumen und Sträuchern.

Der Wissenschaftsjournalist Florian Schwinn hat gerade ein lesenswertes Buch unter dem Titel Rettet den Boden! veröffentlicht, um unsere Aufmerksamkeit auf die für unsere Ernährung und unser Überleben wichtigste Ressource zu lenken: den Boden. Die Erde, die unsere Pflanzen wachsen lässt und die wir in der industriellen Landwirtschaft genauso schlecht behandeln, wie die Tiere in der Mastfabrik. Schwinn vergleicht hier den Aufbau unseres Planeten sehr anschaulich mit einem Apfel. Wenn wir uns das einmal so vorstellen, dann ist das weiße Fruchtfleisch des Apfels der flüssige Magmakern der Erde. Die Schale des Apfels ist die steinerne Erdkruste und nur die feine Staubschicht auf der Schale (wenn sie nicht gewachst und poliert wurde) ist der fruchtbare Boden, der Leben auf der Erde überhaupt erst möglich macht. Eine Staubschicht im Vergleich zum Restplaneten, mit der wir äußerst behutsam umgehen sollten. Man muss sich das mal vorstellen, in einem Kubikmeter gesunden Bodens leben tatsächlich weit mehr Organismen, als es Menschen auf der Erde gibt. Florian Schwinn rechnet vor:

> **»Wenn auf einer gut eingewachsenen, intakten Weide zwanzig Rinder grasen, die zehn bis fünfzehn Tonnen Lebendgewicht auf die Grasnarbe bringen, dann sorgen in und unter der grünen Pflanzendecke gut 250 Tonnen Bodenorganismen dafür, dass die Pflanzen und damit auch die Rinder satt werden.«**

Im Klartext: Was beim Rind auf meiner Weide hinten rauskommt, wird umgehend weiterverwertet. Ein geniales wie perfektes System. Es wimmelt im Boden an Würmern, Asseln, Tausendfüßlern, Flechten, Pilzen und Mikroorganismen, die den ganzen Tag nichts anderes machen, als dafür zu sorgen, dass in diesem Boden etwas wachsen kann. Florian Schwinn nennt das eine »Dienstleistung«, die diese Bodenorganismen für uns erbringen. Nur wissen wir diesen Service leider in keiner Weise zu würdigen. Im Gegenteil: Wir ertränken den fruchtbaren Ackerboden mit zu viel Gülle, mit Glyphosat lassen wir ihn verarmen und vergiften ihn und seine nutzbringenden Bewohner noch obendrein! Oder wir versiegeln ihn gleich ganz mit Teer und Beton. Und das ist so ziemlich das Dümmste, was wir tun können. Würden wir auf allen verfügbaren Ackerflächen nur vier Promille mehr Humus wachsen lassen, dann könnten wir den gesamten Kohlendioxidausstoß der Menschheit im Boden speichern, so Schwinn. Die industrielle Landwirtschaft produziert zwar billig und viel, plündert dabei aber unsere natürlichen Ressourcen und laugt die Ackerflächen aus.

»Aber wir müssen doch die Welt ernähren, wenn Mitte des Jahrhunderts an die zehn Milliarden Menschen die Erde bevölkern.« So verteidigen die Profiteure der Massenproduktion ihre Strategie. Ich behaupte: Das Gegenteil ist der Fall.

Durch unsere Billigexporte zerstören wir überall auf der Welt landwirtschaftliche Betriebe und Strukturen, fördern die Monokulturen für die Futterproduktion und die Zerstörung des Regenwaldes. Wenn wir so weitermachen, werden wir Mitte des Jahrhunderts niemanden mehr ernähren können, weil wir unsere Böden endgültig zerstört haben. Die Idee einer global organisierten Ernährungsindustrie ist in meinen Augen ein fataler Irrweg. Wir brauchen Konzepte, die das nach wie vor anhaltende Sterben der Bauernhöfe beenden, deren Anzahl sich allein in Deutschland in den letzten 20 Jahren von rund 470.000 Betrieben auf heute weniger als 270.000 Höfe fast halbiert hat. Und die es möglich machen, dass kleinere und mittlere Landwirtschaftsbetriebe gute Qualität erzeugen und überleben können, um die Bevölkerung der direkten Umgebung ernähren zu können. Wir müssen überall regionale Produkte fördern und stärken und mit den Subventions-milliarden aus Brüssel Schritt für Schritt nur noch die landwirt-schaftliche Arbeit fördern, die neben guter Qualität auch die Umwelt und unsere Ökosysteme schützt!

Ich stelle mir den Umbau der Landwirtschaft als ein Langzeit-programm auch für kleine Produzenten vor, die artgerechte, wert-volle und gesunde Produkte von Fleisch über Gemüse bis zum Fisch produzieren. Dafür müssten Qualitätskriterien aufgestellt werden, und zwar echte, nachvollziehbare Kriterien und kein Blabla, wie so oft, wenn im Bundestag was zum Thema Tierwohl gemacht wird – schön weich juristisch abgefedert, aber genau deshalb auch ohne tatsächliche Aussagekraft und Wirkung. Wir müssen endlich damit anfangen, Ernährung, Gesundheit, Umwelt und Klima zusammen zu betrachten. Das Verrückte ist doch, dass wir noch nie so viel über die Konsequenzen unseres Handels wussten, aber einfach weiterwursteln, gemäß dem hessischen Sprichwort: Bevor ich mich aufrege, ist es mir lieber egal.

Im Ernst: Das ist der Punkt, der mich ärgert, wenn sich unsere Landwirtschaftsministerin Julia Klöckner im Video-Clip mit dem deutschen Nestlé-Boss sehe. Da steht sie wie Frau Antje aus Holland und lobt grinsend das Fertigfutter aus dem Weltkon-zern. Mir ist egal, ob dieses Video nun als Werbung definiert wird oder nicht, aber es zeigt genau die Haltung der Ministerin, die sich unbekümmert mit dem Konzernchef aus der Großindustrie ablichten lässt, statt wirklich ein Umdenken anzugehen, von dem alle immer nur reden, aber nicht wirklich was bewirken wollen. Sie sollte sich wirklich besser um die Würmer, Asseln, Springschwänze und Milben im Boden kümmern, die für unsere gesunde Ernährung ungleich wichtiger sind. Wir müssten unserer Politik mal ordentlich Dampf machen. Aber leider funktioniert das in der Politik sehr häufig wie beim Essen: Wir gehen hauptsächlich nach dem schönen Aussehen an der Oberfläche. Die Inhaltsstoffe vergessen wir. Kein Mensch liest die Wahlprogramme oder schaut sich mal wirklich genau an, was er mit dem Fertigfutter aus dem Supermarkt so alles in sich reinfährt.

»Herr Keller«, werde ich oft gefragt, »**dann sagen Sie mir doch mal, wo ich die guten Lebensmittel finden kann.**« Das ist beim Fleisch zugegeben noch immer nicht ganz einfach, da der Anteil an Bio-Fleisch bei allen in Deutschland verkauften Fleisch- und Wurstwaren bei gerade mal 1,3 Prozent liegt, und selbst da wird – natürlich auch aus Gründen des Preisdrucks – zuweilen Schindluder getrieben! Auch die von Aldi und Co. kürzlich einge- führten Label zur Tierhaltungskennzeichnung sorgen in meinen Augen eher für Verbraucherverwirrung statt für nachvollzieh- bare Transparenz.

Auf dem roten Stufe-1-Label, das die Mindeststandards in der Massentierhaltung kennzeichnet, steht das Wort »Stall- haltung«. Warum steht hier nicht »Fabrikhaltung« und gleich noch, dass hier auch Genfutter und reichlich Medikamente zum Einsatz kommen? Das wäre eine ehrliche Verbraucherinforma- tion. »Stallhaltung plus«, das Stufe-2-Label, gesteht den Tieren zehn Prozent mehr Platz zu. Da freut sich das Fabrikhuhn, weil es bei »Stallhaltung plus« statt zwei Drittel eines DIN-A4-Blattes jetzt die Fläche eines Smartphones mehr Platz hat. Soll das ein Plus für mehr Tierwohl sein? Nein, ihr Lieben, so kommen wir nicht weiter, doch wir können schon heute mit der Ernährungs- und Landwirtschaftswende beginnen, indem wir zum Beispiel die Massentierhaltung nicht mehr durch unseren Konsum unter- stützen. Eines steht fest: Wir müssen dafür aber raus aus unserer Bequemlichkeit. Einmal in der Woche zum Supermarkt fahren und den Kofferraum vollknallen funktioniert halt nicht, zumal beim Großeinkauf die Gefahr besteht, dass vieles davon direkt wieder im Müll landet.

Auch dazu ein paar Zahlen: Allein in Privathaushalten werfen wir durchschnittlich 85,2 Kilogramm Essen im Jahr weg. Rechnet man die Abfallmengen von Landwirten, Lebensmittelverarbeitern, Handel und Gastronomie dazu, werden in Deutschland 12,7 Millionen Tonnen Lebensmittel im Jahr verschwendet.[*] Forscher der Universität Stuttgart haben berechnet, dass mehr als die Hälfte davon aus Haushalten stammt, also rund sieben Millionen Tonnen. Pro Kopf und Nase könnten Verbraucher fast 38 Kilo sparen, wenn wir weniger einkaufen, vor allem Obst, Gemüse und Brot richtig lagern und die Reste nicht einfach wegwerfen, sondern weiterverwerten. Eine gewaltige Menge, auch an Kohle, die wir stattdessen doch viel sinnvoller in eine bessere Ernährungsqualität investieren könnten.

Um gutes Essen einzukaufen, muss man derzeit oft noch etwas recherchieren. Aber man findet eigentlich auch überall Landwirte mit Direktvermarktung, wo man sich über die Haltung der Tiere und das Futter, das sie kriegen, informieren kann. Es gibt auch interessante Leasing-Konzepte, bei denen man mit mehreren Leuten beispielsweise ein Schwein least, damit seine artgerechte Aufzucht finanziert und wenn es schlachtreif ist, den entsprechenden Anteil vom Fleisch erhält. Mehr und mehr Landwirte verpachten Teile ihrer Felder auch für den Gemüseanbau. Das ist auch eine tolle Mitmach-Idee, um die Kontrolle über die eigene Ernährung zurückzugewinnen und damit nicht nur eine klima- wie umweltfreundliche Landwirtschaft zu fördern, sondern auch die eigene Gesundheit – ein Thema, das wir jetzt noch einmal genauer betrachten werden.

----

[*] »Deutsche werfen jährlich im Schnitt 85 Kilogramm Nahrungsmittel weg«, 30. Mai 2019, online unter: www.zeit.de.

Was wird weggeworfen?*

16 %   Gekochtes und selbst Zubereitetes

14 %   Brot und Backwaren

11 %   Getränke

9 %   Milchprodukte

7 %   Fertig- und Tiefkühlprodukte

34 %   frisches Obst und Gemüse

9 %   Sonstiges

Weltweit leiden nach Angaben der Welthungerhilfe** rund 822 Millionen Menschen an Hunger. Auch die Vereinten Nationen bestätigen, das die Welthungerzahlen erneut gestiegen sind. Neben Kriegen und Konflikten ist dafür auch die Klimakrise verantwortlich, die mit Dürren, Überschwemmungen und Wetterextremen zu massiven Ernteausfällen führt. Und was machen wir?

Wir leben im Überfluss und werfen allein in Privathaushalten durchschnittlich 85,2 Kilogramm Essen im Jahr weg. Rechnet man die Abfallmengen von Landwirten, Lebensmittelverarbeitern, Handel und Gastronomie dazu, werden in Deutschland 12,7 Millionen Tonnen Lebensmittel im Jahr verschwendet.

* Lebensmittelabfälle, die nach Angabe der Befragten noch genießbar wären.
** Deutsche Welthungerhilfe e.V.: Factsheet Welthunger-Index.
»Wie der Klimawandel den Hunger verschärft«, Oktober 2019,
online unter: www.welthungerhilfe.de.

Lasst uns doch einfach mit Genuss

uns selbst und unseren Planeten retten.

Seit einiger Zeit schon stehe ich in einem intensiven Austausch mit Professor Dr. med. Volkmar Nüssler, der am Tumorzentrum München die erste kostenfreie Ernährungsberatung eingerichtet hat. Auf die Idee kam er über die vielen Patientengespräche, die er geführt hat und die früher oder später immer um die Frage kreisten: Was kann man tun, um den Genesungsprozess zu unterstützen. Das grundsätzliche Credo von Professor Nüssler lautet: gesunde Ernährung und Bewegung. Dazu hat er auf der Website des Tumorzentrums einen lesenswerten Blog eingerichtet (news.tumorzentrum-muenchen.de), der nicht nur viel Wissenswertes zum Thema Ernährung bietet, sondern auch eine Sammlung guter Rezepte.

Der Professor fordert eine neue Ernährungskultur, die Genuss mit Verantwortungsgefühl und einem guten Gewissen verbindet. So können wir selbst eine Menge Gutes für uns tun, und zwar bevor wir uns krank oder tot gefressen haben. »Meine Patienten kann ich meist sehr schnell überzeugen, dass sie ihre Ernährung verändern müssen, zumal, wenn sie erkennen, dass das keine Qual ist oder Einschränkung bedeutet, sondern wirklich schmeckt«, erklärt mir Professor Nüssler. Der Mensch ist schon ein komisches Tier, erst muss er krank werden, um sich richtig zu ernähren. Aber immerhin. Nur stellt sich die Frage, wie überzeugen wir den Rest? Darüber haben wir lange diskutiert. Was mir an der Strategie von Professor Nüssler gefällt, ist das Thema Genuss, dem er in unserer Ernährung eine ganz wesentliche Rolle einräumt. Denn eine vernünftige Ernährung hat nichts mit Genussverweigerung oder Verzicht zu tun. Ganz im Gegenteil: Das Wort »genießen« wurde ursprünglich im Sinne von »für etwas nützlich sein« verwendet. Mit dieser Definition des Wortes kommen wir der zentralen Idee eines genussvollen Essens schon ziemlich nahe, denn Genuss ist eben weit mehr als ein kulinarisches Geschmackserlebnis und euphorisierendes Fest für unsere Sinne. Echter Genuss beginnt in der Küche mit der Auswahl der Grundprodukte, also auch mit der Auseinandersetzung über die Frage, wie und wo die Lebensmittel produziert werden, die ich verwenden will. Das macht bestimmt fast 40 Prozent meiner Arbeit als Koch aus. Wenn ich diese Qualität zusammenkriege, dann ist Genuss nicht nur ein großes Vergnügen, sondern auch der beste Gesundheitsschutz. In diesem Zusammenhang hat mich Professor Nüssler auf eine aktuelle Studie* des renommierten Fachmagazins Lancet aufmerksam gemacht, die wirklich dramatische Zahlen offenlegt.

Für diese Studie wurden Daten aus 195 Ländern ausgewertet, die über einen Zeitraum von 1990 bis 2017 gesammelt wurden. Sie setzt also auf einem soliden wissenschaftlichen Fundament auf und kommt zu dem Ergebnis, dass ungesunde und nicht nachhaltig produzierte Lebensmittel heute ein globales Risiko für Mensch und Umwelt darstellen. Falsche Ernährung ist heute weltweit die Todesursache Nummer eins und fordert mehr Tote als jeder andere Risikofaktor. Rund elf Millionen der ernährungsbedingten Todesfälle gehen auf Herz-Kreislauf-Erkrankungen wie Herzinfarkt und Schlaganfall zurück. Gefolgt von über 900.000 Krebstoten und rund 340.000 Toten, die auf Typ-II-Diabetes zurückzuführen sind. **»Dramatisch ist auch die steigende Zahl an Dickdarm-krebserkrankungen bei jungen Leuten in der Altersgruppe zwischen 20 und 30 Jahren. Das gab es früher nicht, das war eine Krebsart, die hat vor einigen Jahren in der Regel nur ältere Menschen betroffen«,** ergänzt Professor Nüssler diese Horror-bilanz. Auch hier ist meist zu viel Fast Food und zu wenig Bewegung die Ursache! Die Lancet-Studie kommt neben den vielen Toten auf weltweit 255 Millionen durch Leid und Sterben beeinträchtigte Lebensjahre – eine kaum vorstellbare Zahl.

Neben dem millionenfachen physischen und psychischen Leiden der Betroffenen verursachen diese ernährungsbeding-ten Krankheiten einen immensen volkswirtschaftlichen Schaden.

---

*Dr. Tobias Gaugler, Amelie Michalke et al.: »How much is the dish? – Was kosten uns Lebensmittel wirklich?«, online unter: www.orgprints.org.

Adipositas hat heute weltweit ein epidemisches Ausmaß angenommen. Allein in Deutschland ist die Zahl morbid adipöser Erwachsener in den letzten 15 Jahren um 110 Prozent gestiegen. 15 Prozent der Kinder und Jugendlichen in Deutschland zwischen drei und 17 Jahren sind übergewichtig, 6,3 Prozent werden als adipös eingestuft. Das ist auch darauf zurückzuführen, dass Kinder in diesem Alter doppelt so viele Süßgetränke und nur halb so viel Obst und Gemüse essen, wie von Kinderärzten und Forschern empfohlen. Harald Sükar, ehemaliger Manager beim US-Fast-Food-Giganten McDonald's, bekannte kürzlich in einem Interview auf Spiegel Online: **»Fast Food ist Kindesmisshandlung.«** Liebe Eltern, diesen Satz bitte unbedingt merken! Heute würde der Sükar **»mit Kindern niemals in ein Fast-Food-Restaurant gehen, auch nicht ausnahmsweise.«** Der ehemalige Fast-Food-Manager rechnet vor: **»Ein Menü aus Big Mac, mittlerer Portion Pommes, 0,4 Liter Cola und Eis zum Nachtisch enthält 119 Gramm Zucker, Ketchup nicht mit eingerechnet. Die Weltgesundheitsorganisation empfiehlt für Kinder und Jugendliche maximal 25 Gramm pro Tag.«** Das heißt, mit einem einzigen Fast-Food-Menu fahren sich die Kids und natürlich auch Erwachsene den Zuckerbedarf von einer Woche ein. Wundern wir uns da noch über die rasant wachsenden Krankheitsfälle? Allein Adipositas verursacht nach neuesten Schätzungen direkte und indirekte gesamtgesellschaftliche Kosten von 63 Milliarden Euro jährlich. Die Kosten für Diabetes werden auf rund 35 Milliarden Euro geschätzt. Die Zahlen stehen zwar im Raum, aber das Leiden von so vielen Menschen lässt sich trotzdem nicht berechnen.

Ein Deutscher isst im Jahr

10 kg	Schokolade und Schokoladenerzeugnisse
2 kg	Kakaopulver in der industriellen Fertigung
5½ kg	Bonbons und Zuckerwaren
7 kg	sogenannte feine Backwaren wie Kekse
3½ kg	gesüßte Knabberartikel wie Chips oder Cracker
3½ kg	Speiseeis

Die Deutschen trinken und essen 35 Kilogramm Zucker pro Kopf und Jahr. Laut Zollaufzeichnungen des Deutschen Reiches lag der Pro-Kopf-Zuckerkonsum im Jahr 1874 noch bei 6,2 Kilogramm.

Im Durchschnitt nehmen wir also täglich rein rechnerisch knapp 24 Teelöffel Zucker direkt oder indirekt zu uns.

Die Weltgesundheitsorganisation WHO vertritt nach einer Analyse aller wissenschaftlichen Studien zur Verbindung zwischen Zuckerkonsum und Übergewicht eine ganz klare Position: Zucker sollte nur fünf Prozent des täglichen Energiebedarfs eines Erwachsenen ausmachen. Also nur knapp sechs Teelöffel.*

Reden wir also noch mal über den Preis, an dem sich die Verbraucher angeblich beim Einkauf orientieren. Der Billigpreis, den wir an der Supermarktkasse für Stufe-1-Fleisch aus der Mastfabrik bezahlen, deckt in keiner Weise die tatsächlichen Kosten. Ein tiefgefrorenes Discounter-Hähnchen, das für drei Euro zu haben ist, ist schlicht und einfach Fake. Würden wir die Klima- und Umweltschäden und alle Krankheitskosten nach dem Verursacher-Prinzip auf jedes einzelne Huhn, Schwein oder Rind aus der Mastfabrik draufschlagen, dann würde uns der Preis, den wir für ein Bio-Huhn oder Freilandgeflügel bezahlen, tatsächlich wie ein Schnäppchen vorkommen.

* Fabian Wolf, Katrin Krieft: »Zucker in Zahlen«, 12. Januar 2017, online unter: www.swr.de.

Eine aktuelle Studie der Universität Augsburg hat erstmals für Deutschland berechnet, was unsere Lebensmittel wirklich kosten müssten. Die Studie zeigt, dass die Landwirtschaft, die hierzulande den weitaus höchsten Flächenbedarf beansprucht, für eine Vielzahl von Umweltschäden verantwortlich ist. Auch global betrachtet verursacht die derzeitige Produktion von Lebensmitteln 26 Prozent der Treibhausgase, 36 Prozent der Bodenversäuerung und 78 Prozent der Eutrophierung, also der übermäßigen Anreicherung von Gewässern mit Nährstoffen, was zu unkontrolliertem Pflanzenwachstum und dann beispielsweise zum Umkippen von Seen führt, also den Lebensraum der Fische zerstört. Alle diese Schäden spiegeln sich aber in den Markt- und Erzeugerpreisen nicht wider. Die Augsburger Wissenschaftler haben nun berechnet, was unsere Lebensmittel kosten müssten, wenn wir nur die drei Hauptverursacher der Umweltschäden – Stickstoff, Treibhausgase und die zur Herstellung benötigte Energie – auf die Preise draufschlagen würden, und kommen zu einem Hammer-Ergebnis: Wenn diese Folgekosten der konventionellen Produktion tierischer Lebensmittel mitberechnet würden, ergibt sich für Fleisch ein Aufschlag von 196 Prozent auf die Erzeugerpreise. Bei Milchprodukten liegt dieser Preisaufschlag bei 96 Prozent. Der geringste Aufschlag von 6 Prozent wurde für pflanzliche Lebensmittel im Bioanbau ermittelt. Alle diese verdeckten Kosten werden uns natürlich nicht geschenkt, wir bezahlen sie nur an anderer Stelle.

Die Erzählung vom Billigfleisch entpuppt sich also als ein großes Märchen und die berechneten Preisaufschläge würden wohl noch viel drastischer ausfallen, wenn tatsächlich alle Schäden mitberücksichtigt würden. Der massenhafte Einsatz von Pestiziden und Antibiotika, die Folgen für das Bodenleben durch den jahrzehntelangen Einsatz von Giften wie Glyphosat und noch schlimmeren Mittelchen in früheren Jahren, die epidemisch ansteigenden Gesundheitskosten – all das wurde in der Augsburger Studie noch gar nicht berücksichtigt. Für das Drei-Euro-Huhn aus der Mastfabrik kommen wir dann sicher locker auf einen Preis von 50 Euro und schon dieses kleine Rechenbeispiel zeigt, wie teuer uns die Produktion von Billiglebensmitteln wirklich zu stehen kommt. Warum lassen wir das zu? Das ist doch reiner Selbstbetrug.

Auch die Forscher der Lancet-Kommission sehen in der globalen Nahrungsmittelproduktion die größte von Menschenhand geschaffene Belastung für unsere Erde, die sowohl die lokalen Ökosysteme bedroht als auch die globale Stabilität unseres Planeten. Die Wissenschaftler fordern deshalb dringend eine Umstellung der Landwirtschaft auf eine nachhaltige Produktion. Mit einem deutlich reduzierten Einsatz von Phosphat und Stickstoffdünger, mit einem geringeren Verbrauch an Wasser (weltweit werden rund 70 Prozent unseres Trinkwassers in der Landwirtschaft genutzt) und mit einer Förderung von kleinen und mittleren Betrieben, die sich im ökologischen Anbau hauptsächlich auf pflanzliche Produkte konzentrieren. So könnten wir eine Menge für unsere Gesundheit tun und nebenbei auch etwa 80 Prozent der derzeitigen Schadstoffemissionen in der Landwirtschaft reduzieren. Mit der intensiven Massentierhaltung ist dann natürlich auch Schluss.

Nur wie kriegen wir das hin? Mein erster Vorschlag wäre, wir müssen zurück zur Flächenbindung, die 2008 vom damaligen Landwirtschaftsminister Seehofer abgeschafft wurde. Die Flächenbindung hat die Anzahl der Tiere pro Betrieb quasi auf natürliche Weise begrenzt, denn für jedes Tier musste eine bestimmte Agrarfläche nachgewiesen werden, die zur Ernährung und zum Ausbringen der Gülle zur Verfügung steht. Gut zehn Jahre später sehen wir nun die Folgen dieser Entkopplung von Tierbestand und Ackerflächen, die eine zentrale Ursache für die Nitratverseuchung unseres Grundwassers ist. Doch die Folgen dieser fehlgeleiteten Agrarpolitik haben nicht nur für uns gravierende Auswirkungen.

Neulich habe ich meinen Freund David Höner, ein Schweizer Koch und Journalist, wieder einmal getroffen. Vor David ziehe ich meinen Hut. Er hat vor 15 Jahren die Hilfsorganisation Cuisine sans frontières gegründet und versucht seither mit großem Erfolg, Menschen in den Kriegs- und Krisenregionen dieser Welt beim Kochen und Essen zusammen, und ins Gespräch zu bringen. **»Krieg und Kriminalität zerstören sehr häufig komplett die sozialen Strukturen«**, erzählt mir David. **»Und dann fehlen ganz einfach die Orte, an denen man sich begegnen und austauschen kann. Genau hier setzen wir an. Und der beste Ort für Gespräche ist ein offenes Gasthaus.«** Er hat rund zehn Jahre in Ecuador gelebt und nicht nur in Südamerika ganz unmittelbar die Folgen unserer Lebensweise gesehen und erlebt.

»Mir muss keiner was vom Pferd erzählen über Superfood und tolle Ernährung. Und dann kaufen sich die Leute hier Chia-Samen, die 5.000 Kilometer geflogen sind, am besten noch mit einer Avocado aus Mexiko und ein paar Tropfen Limettensaft, der wahrscheinlich auch aus Südamerika kommt, und denken, so können wir die Welt retten. Sie könnten auch Hirse oder Graupen essen und die Avocado durch einen Apfel ersetzten. Wir haben den Respekt vor den Produzenten vollständig verloren. Durch den großen Quinoa-Boom wurde die bolivianische Landwirtschaft in eine Ecke getrieben.
Jetzt bauen sie alle wie blöd Quinoa an – nicht etwa, weil die Bolivianer so viel Quinoa brauchen, sondern weil wir es hier haben wollen. Und die einheimische Bevölkerung kann sich ihr Grundnahrungsmittel fast nicht mehr leisten, weil alles in den Export geht. Damit müssen wir aufhören. In den endlosen Anbaugebieten für Avocados geht den Leuten ringsherum das Wasser aus.

Wenn wir das auf eine nachhaltige Produktion umstellen, dann kostet uns die Avocado vielleicht zehn Euro das Stück, aber das wäre ein korrekter Preis, von dem auch der Bauer in Südamerika leben kann.«

David Höner kritisiert in diesem Zusammenhang auch unser Verständnis von Entwicklungspolitik:

»Für jeden Euro, den wir an Entwicklungshilfe leisten, holen wir uns 1,50 aus diesen Ländern zurück. Wir möchten doch gar nicht, dass sich die Länder, die wir unterstützen, zu eigener Selbständigkeit entwickeln, sie sollen die Lebensmittel produzieren, die wir benötigen, und uns billige Arbeitskräfte liefern.«

Und damit sind wir wieder bei unserem alten Kernproblem: Bei unserer Ernährung ist die wichtigste Orientierung der billige Preis. Wir produzieren schlicht und einfach viel zu viel Fleisch, nur damit es billig ist.

Für unsere Autos darf ein Liter Motoröl vom Feinsten 46 Euro kosten, kein Problem. Aber für das Olivenöl, dass wir für unseren eigenen Motor, unseren Körper, brauchen, dürfen es höchsten neun oder zwölf Euro sein. Wenn wir uns selbst und unseren Planeten retten wollen, müssen wir also an ein paar grundlegenden Stellschrauben drehen. Auch im eigenen Hirn. Dann müssten wir doch erkennen, dass es einfach nicht richtig ist, wenn wir uns hier wie die Blöden zu jeder Jahreszeit billige Bananen reinstopfen, aber der Produzent damit im Monat höchstens 300 Euro verdient, wenn er Glück hat.

David Höner hat mir von den indigenen Bewohnern im Amazonas-Gebiet erzählt:

»Die Menschen dort haben in ihrem indianischen Glauben ein Prinzip, das heißt: das Gute leben. Es bedeutet, aus dem Bestehenden das Beste machen. Also keine Lebensmittel einführen oder um die halbe Welt schippern, sondern gerade bei der Ernährung aus dem Bestehenden schöpfen.«

Übersetzt heißt das für unsere Küche nichts anderes als: lokal, regional und saisonal. Oder wie ich es gerne sage und in meiner Küche seit vielen Jahren zelebriere: Vom Einfachen das Beste!

In einem im Januar 2019 veröffentlichten Report der EAT-Lancet-Kommission, der 37 Wissenschaftler aus unterschiedlichen Disziplinen und 16 Ländern angehören, darunter Klimaforscher und Ernährungswissenschaftler, wurde als praktische Handlungsanweisung mit der »Planetary Health Diet« ein exemplarischer Speiseplan aufgestellt, mit dem wir unsere Gesundheit und die des Planeten gleichermaßen schützen können.*

Grob zusammengefasst müssten wir dafür unseren Konsum von Gemüse, Obst, Hülsenfrüchten und Nüssen ungefähr verdoppeln und den Verzehr von Fleisch und Zucker halbieren. Auf einen Bedarf von 2.500 kcal am Tag umgerechnet, würde das im Verhältnis so aussehen:

230 g	Vollkornprodukte
300 g	Gemüse
200 g	Obst
250 g	Milchprodukte
40 g	Fleisch (= 300 g pro Woche)
30 g	Fisch (= 200 g pro Woche)
125 g	Hülsenfrüchte
40 g	ungesättigte Fettsäuren
30 g	Zucker und andere Süßungsmittel

* Melanie Kirk-Mechtel: »Planetary Health Diet. Speiseplan für eine gesunde und nachhaltige Ernährung«, online unter: www.bzfe.de.

Professor Nüssler ordnet diesen Vorschlag als einen Richtwert ein, als eine Empfehlung, die anschaulich machen kann, wie eine gesunde Ernährung und der Schutz der Umwelt zusammenfinden können. »Grundsätzlich bin ich mit Diätvorschlägen, wie beispielsweise dem ganzen Low-Carb-Wahnsinn und anderen dogmatischen Empfehlungen, sehr vorsichtig. Dogmen helfen uns einfach nicht weiter«, erklärt mir Professor Nüssler.

»Aus meiner beruflichen Praxis weiß ich, dass die Umstellung der Ernährung immer individuell betrachtet werden muss. Mal als Beispiel: Wenn da jetzt ein Franz Keller bei mir sitzen würde, der mir erzählt, dass er jeden Tag Fleisch isst, und ich empfehle ihm, nur noch am Sonntag Fleisch zu essen, dann weiß ich doch, dass er scheitert. Also sage ich ihm lieber, versuche doch zunächst mal ein oder zwei Tage auf Fleisch zu verzichten. Die Ernährungsprofis empfehlen ja auch immer pauschal, wenig rotes und dafür mehr weißes Fleisch zu essen. Kommt das weiße Hühnerfleisch aber aus einer Mastfabrik, dann können wir so eine Empfehlung auch gleich vergessen.«

Beim Fleisch, also in der Tierzucht, und hier stimme ich dem Professor mit ganzer Leidenschaft zu, ist die Haltung von elementarer Bedeutung, und das Futter – das Gen-Soja und die Silage, die unsere Fabrikrinder zu fressen kriegen – ist oft der letzte Dreck. Den schicken wir dann in die Kuh hinein und wundern uns tatsächlich, wenn uns das, was dabei rauskommt, krank macht? Hinzu kommen die oft langen Transportwege sowie die Angst und der Stress, denen die Tiere unter den grauenhaften Bedingungen im Schlachthof ausgesetzt werden. Allein diese Tortur zerstört die Fleischqualität, selbst wenn das Tier artgerecht aufgezogen wurde.

Ist Laborfleisch eine Alternative? Daran wird ja derzeit intensiv geforscht, also an synthetischem Fleisch, das im Labor aus Zellkulturen gezüchtet wird und sich im Geschmack nicht von auf herkömmliche Weise produziertem Fleisch unterscheiden soll. »Totfrei« ist das Argument, mit dem uns das Laborfleisch schmackhaft gemacht werden soll – was natürlich nicht stimmt, da zur Produktion bisher ein Wachstumsserum aus dem Blut ungeborener Kälber benötigt wird, die dafür sterben müssen. Vielleicht bin ich ja schon zu sehr »oldschool« mit meinen Vorstellungen von natürlichen und guten Grundprodukten, aber für mich ist die Idee von Laborfleisch eine gruselige Vorstellung und ein weiterer Schritt in die falsche Richtung. Noch mehr Entfremdung von der Natur. Auf meine Frage, ob wir überhaupt noch Fleisch aus nicht artgerechter Haltung essen sollten, antwortet Professor Nüssler mit einem klaren Nein:

»Fleisch ist in der landwirtschaftlichen Produktion der zentrale Knackpunkt fürs Klima und das Problem ist, dass wir davon viel zu viel essen. Wenn wir uns an die empfohlenen Richtwerte halten würden, also an die Fleischmenge, die uns guttut, ist artgerecht erzeugtes Biofleisch kein Luxus. Gutes Essen hat für mich absolut nichts Elitäres. Gutes Essen geht auch einfach. Es ist viel mehr eine Frage der Organisation und des Handwerks. Gerade hier bei uns in der Ernährungsberatung muss ich ja sehr häufig Leute aktivieren, die fast nie kochen. Denen muss ich nahebringen, dass sie ihr Leben nur ein wenig umorganisieren müssen, um viel mehr Freude und Glück zu empfinden, und dabei sogar Geld sparen können. Man könnte das auch als einen veränderten Lebensstil beschreiben. In unserer extremen Leistungsgesellschaft ist Essen zu einer völligen Nebensache geworden.

Wenn ich mich aber gut ernähren will, muss ich das ändern, denn dann habe ich es in der eigenen Hand, deutlich weniger krank zu werden und mir mit hoher Wahrscheinlichkeit ein paar schwerwiegende Erkrankungen vom Hals zu halten.«

Professor Nüssler macht sich inzwischen sogar ernsthafte Sorgen, wie lange unser Gesundheitssystem die wachsende Belastung durch ernährungsbedingte Krankheiten noch stemmen kann.

»Für eine Krebsbehandlung stehen uns ja glücklicherweise heute Medikamente zur Verfügung, von denen wir vor zehn Jahren nicht mal zu träumen gewagt hätten. Die andere Frage aber ist: Wer bezahlt das? Ein Krankenhausbett – und da ist noch nicht viel dabei – kostet am Tag 5.000 Euro. Wie lange kann unser Gesundheitssystem die Kosten noch tragen, die durch die ständig wachsende Zahl an ernährungsbedingten Krankheiten entstehen? Mit einer richtigen Ernährung könnten wir diese Fallzahlen deutlich reduzieren und eine Menge Kosten sparen, individuell und gesamtgesellschaftlich. Tatsächlich geht der World Cancer Research Fund davon aus, dass durch eine gesunde Ernährungs- und Lebensweise bis zu 30 Prozent aller Krebserkrankungen vermieden werden könnten. Darmkrebserkrankungen ließen sich gar um 58 Prozent reduzieren. Warum? Weil der Darm eben einen sehr direkten Kontakt mit all den Substanzen hat, die Krebs erzeugen und fördern können und die wir über unsere Nahrung zu uns nehmen. Deshalb können wir hier auch am meisten tun, um das zu verhindern.«

Bei diesem Thema reden wir natürlich nicht nur über Fake-Fleisch aus der Mastfabrik, sondern ganz generell über industriell produziertes Fertigfutter, das in meinen Augen zum überwiegenden Teil eben keine Lebensmittel, sondern echte Sterbemittel sind. Im Unterschied zu unserer Landwirtschaftsministerin traue ich den Nahrungsmittelkonzernen keinen Meter über den Weg. In der Nahrungsmittelindustrie erleben wir doch immer das gleiche Wechselspiel – mal wird das Fett reduziert, dann kommt mehr Zucker rein oder man reduziert den Zuckergehalt und erhöht dafür das Fett. Dann kommen noch reichlich Salz, Gewürze, künstliche Aromen und Geschmacksverstärker hinzu und fertig ist der Billigfraß, mit dem die Industrie den großen Reibach macht. Unser Geruchs- und Geschmackssinn, auch das erwähne ich in meinen Diskussionen und Gesprächen immer wieder, kann uns eigentlich sehr genaue Hinweise darüber geben, was unser Körper braucht und verträgt und was er gerade nicht braucht oder verarbeiten kann. Würde man der Industrie verbieten, diese ungezählten Zusatzstoffe einzusetzen, die unsere natürlichen Sinne überlisten – kein vernünftiger Mensch würde dieses Zeug noch essen.

Ernährungsweisen von deutschen Konsumenten*

Fleischesser	63 % gesamt	79 % Männer	56 % Frauen
Flexitarier	32 % gesamt	27 % Männer	37 % Frauen
Vegetarier	4 % gesamt	1 % Männer	6 % Frauen
Veganer	2 % gesamt	1 % Männer	2 % Frauen

Zwischen Denken und Handeln liegt oft ein weiter Weg. Zwar wächst angeblich das Interesse an fleischlosen Produkten bei deutschen Verbrauchern aber im Verhältnis zur Gesamtbevölkerung ist der Anteil von überzeugten Vegetariern (etwa 8 Millionen) und Veganern (1,3 Millionen) nach wie vor sehr gering. Für mich verläuft die Kampflinie aber

*Kooperationsstudio von Ipsos und der Lebensmittelzeitung, 2018, Online-Befragung von 1.000 haushaltsführenden Personen ab 18 Jahren.

nicht zwischen Veganern/Vegetariern oder Fleischessern, sondern zwischen guten und authentischen Lebensmitteln und industriell verarbeiteten Lebensmitteln in oft schlechter Qualität. So viel steht fest: Fleisch wird in Zukunft nicht mehr der Hauptbestandteil einer Mahlzeit sein, sondern die Beilage, dafür aber in guter und zertifizierter Qualität.

Die Ernährungswelt ist komplett verrückt geworden und beim Griff nach Fertiggerichten sollten wir wirklich genau hinschauen, was wir uns da antun. Das trifft übrigens auch auf die wachsende Zahl veganer Produkte in den Supermarktregalen zu. Auch darüber habe ich mich mit Professor Nüssler diskutiert. Er weiß, dass ich einer rein veganen Ernährung eher skeptisch gegenüberstehe, aber die Meinung des Experten hat mich interessiert.

> **»Ich habe auf der einen Seite größtes Verständnis für eine vegane Ernährung und sie ist ja auch gerade bei jungen Menschen die Antwort auf die Fehlentwicklungen in der Ernährungsindustrie und Massentierhaltung.«**

So erklärt mir Professor Nüssler auf meine Frage, ob es sinnvoll ist, völlig auf tierische Nahrungsbestandteile zu verzichten.

> **»Auf der anderen Seite ist es aber völlig überzogen, beispielsweise keine Bio-Eier oder keinen Honig mehr zu essen. Ich rate Veganern auch ganz grundsätzlich zur Vorsicht. Bei Vitamin B12 oder Eisen muss man wirklich aufpassen, nicht in eine Mangelernährung zu geraten. Und Achtung: Natürlich hat auch die Industrie inzwischen den veganen Trend entdeckt. Die sind ja nicht blöd und entwickeln jetzt zum Beispiel Ersatzprodukte für Eier. Das ist wirklich völlig daneben und ich rate hier zu großer Vorsicht.«**

Also, liebe Vegan-Freunde, nur weil vegan draufsteht, heißt das noch lange nicht, dass diese Lebensmittel auch ökologisch okay und gesundheitlich wertvoll sind. Um das vegane Industriefutter schmackhaft zu machen, werden reichlich Salz und ein schöner Cocktail aus Dutzenden zusätzlicher Aromen und fragwürdiger Inhaltsstoffen beigesetzt, nur damit es einen fleischähnlichen Geschmack erhält. Oder glaubt vielleicht irgendjemand, dass die großen Burger-Ketten, die jetzt auch alle einen Veggie-Burger im Programm haben, plötzlich das Wohlbefinden ihrer Konsumenten entdeckt hätten? Auch hier geht es vor allem um Profit.

Was das Fleisch betrifft, empfiehlt der Professor übrigens Wildfleisch. Die Tiere ernähren sich natürlich und der hoffentlich sichere Schuss des Jägers erspart ihnen das große Leid, das Rinder und Schweine im Schlachthaus zugemutet wird. Auch ich würde auf meinem Falkenhof meine Rinder am liebsten mit einem schnellen Schuss direkt auf der Wiese töten. Doch ich bin kein Jäger und darf es deshalb nicht. Mein Zukunftstraum ist Schlachten auf dem Hof – das wird schwer, denn ich habe keinen EU-Stempel. Aber ich arbeite gerade mit einem tollen Metzger an einem Konzept. Ich möchte meine Tiere nur auf dem Hof schlachten, abziehen und teilen. Der Tierarzt kommt und gibt mir seinen Stempel und dann kommt mein Metzger mit dem Wagen und verarbeitet das Fleisch warm und am gleichen Tag. Dann brauche ich viel weniger Gewürze und Phosphate. Mal schauen, ob ich dafür die Genehmigung erhalte.

Schon in Vom Einfachen das Beste habe ich darauf hingewiesen, dass in Sachen Ernährung die Kampflinie nicht zwischen Fleischfressern und Vegetariern oder Veganern verläuft, sondern dass wir uns gemeinsam für eine gesunde Qualität unserer Nahrungsmittel einsetzen müssen. Soja aus riesigen Monokulturen macht weder den Veganer glücklich, noch hilft es unserer Umwelt. Der oben schon zitierte Wissenschaftsjournalist Florian Schwinn hält eine vegane Ernährung der gesamten Menschheit noch aus einem anderen Grund für schlicht nicht machbar. Denn rund zwei Drittel des weltweit überhaupt nutzbaren Bodens ist Gras- und Weideland. In Deutschland sind von den rund 17 Millionen Hektar landwirtschaftlich nutzbarer Fläche etwa fünf Millionen Hektar Weideland. In den Ländern mit einem deutlich trockeneren Klima ist das Verhältnis sogar umgekehrt. Hier ist der größte Teil der Flächen Weideland, das wir zwar für die Viehzucht für unsere Wiederkäuer nutzen können, aber nicht zum Ackerbau. Dafür fehlt es in vielen Regionen zudem an Wasser. Und würden wir damit beginnen, dieses Grasland in Äcker zu verwandeln, würden wir außerdem jede Menge klimaschädlichen Kohlenstoff freisetzen, der hier dauerhaft gespeichert ist.

Ich möchte selbstverständlich niemanden überreden, Fleisch zu essen, wenn er sich für eine andere Lebensweise entschieden hat. Und mit Rechthaberei und uns gegenseitig den Schädel einschlagen kommen wir ja sowieso nicht weiter. In meiner Kindheit und Jugend in Oberbergen habe ich in kleinem Maßstab erlebt, wie eine organische Kreislaufwirtschaft funktioniert. Wir hatten immer Hühner, meistens auch ein paar Schweine – Lebensmittel wegwerfen, das gab es nicht. Entweder wurden die Essensreste weiterverwertet – und meine Oma war darin eine große Meisterin – oder sie wurden an die Schweine verfüttert, die uns dann wieder Fleisch geliefert haben. Das war alles sehr überschaubar und ein wirklich organisches System, das auch auf meinem Falkenhof funktioniert.

Erst in den letzten vier bis fünf Jahrzehnten haben sich die Landwirtschaft und unsere Nahrungsmittelproduktion rasant industrialisiert. Schritt für Schritt verschwanden die Hühner, Schweine und Rinder von den Wiesen in immer größeren Mastfabriken, mit all den Folgen für die Tiere, für unsere Gesundheit und die Umwelt, die wir heute sehen. Jahrzehntelang wurden die falschen Ansätze (Masse statt Klasse) subventioniert. Vielen fällt es ja heute schwer, hinter dem Schnitzel – immer noch mit Abstand das Lieblingsfleisch der Deutschen – noch das Schwein zu sehen, von dem es stammt. Hier sehe ich ein weiteres Kernproblem: Wir entfernen uns immer weiter von unserer Natur. Und deshalb sage ich immer und immer wieder: **»Leute, lasst uns wieder damit anfangen, das Kochen in unseren Alltag zu integrieren. Das schafft wieder die Verbindung zu den Ausgangsprodukten, von denen wir uns ernähren!«**

Wir müssen den Druck auf die industriellen Erzeuger und auf die Politik deutlich erhöhen. Diese Macht haben wir als Konsumenten und selbstbestimmte Bürger. Ernährung muss zum Hauptfach in den Schulen werden, theoretisch wie praktisch. Aber ich nehme auch alle Eltern in die Pflicht. Sie tragen in Bezug auf ihre Kinder die Hauptverantwortung. Kinder kann man prägen, man kann ihnen von frühster Jugend an die Grundlagen einer guten und selbst hergestellten Ernährung und ein Verständnis der natürlichen Prozesse nahebringen. Gemeinsames Kochen und Essen stärkt darüber hinaus den sozialen Zusammenhalt in der Familie genauso wie unter Freunden. Bis heute bin ich meiner Oma und meiner Mutter dankbar, die Deutschlands erste Sterneköchin war. Sie haben mir schon als kleiner Knirps die Grundlagen beigebracht, von denen ich bis heute profitiere.

Bei meinen Gesprächen mit Professor Nüssler kann ich mir natürlich eine Frage nicht verkneifen: **»Als Mediziner leisten Sie mit Ihrer Ernährungsberatung ja eine tolle Arbeit und vermitteln viele Informationen, um gesund zu werden, oder noch besser, um gesund zu bleiben. Warum aber werden ausgerechnet in Krankenhäusern die Patienten mit einem Essen konfrontiert, das diesen Namen nicht verdient?«** Wir sind uns einig, dass ein Hühnchen für drei oder vier Euro ein krank machender Fake ist, aber vier Euro ist in etwa auch der Preis, der im Krankenhaus für die Ernährung von Patienten pro Tag zur Verfügung steht – für Frühstück, Mittagessen und Abendessen. **»Das ist doch eigentlich auch ein Skandal. Wie passt das zusammen, wenn wir doch wissen, dass falsche Ernährung inzwischen der tödliche Risikofaktor Nummer eins ist?«** Hier muss der Professor kopfschüttelnd eingestehen, dass die Ernährung im Krankenhaus ein teilweise finsteres Kapitel ist.

> **»Um es klar zu sagen: Ich habe den Eindruck, dass es in erster Linie darum geht, in diesem Bereich Kosten zu sparen. Trotz dieser düsteren Einschätzung gibt es aber Krankenhäuser, die andere Wege gehen. Wir benötigen dringend neue Konzepte! Allem voran muss aber auch die Notwendigkeit einer Veränderung in diesem Bereich eingesehen werden. Da hakt es momentan noch gewaltig!«**

Ein beschämender Befund und auch an dieser Stelle müssen wir uns zur Wehr setzen, damit sich schnellstens etwas ändert. Schließlich geht es hier um unser eigenes Leben.

Mir macht es ja ehrlich gesagt selbst keinen Spaß, mich durch die Studien und Statistiken zu wühlen, die uns ein so erschreckendes Bild über unsere Ernährung und die Folgen der industriellen Nahrungsproduktion zeigen. Aber ein paar Fakten kann ich Ihnen einfach nicht ersparen. Wahrscheinlich glaube ich – bei allen Zweifeln, die ich manchmal habe – doch noch daran, dass der Mensch ein vernunftbegabtes Wesen ist. Also versuche ich überzeugende Argumente zu sammeln und Erkenntnisse zu vermitteln, die uns alle dazu motivieren sollen, am besten schon morgen mit dem Kochen anzufangen.

Ich kriege für meine Kritik an diesen Zuständen zuweilen ja auch reichlich Kontra, in den sozialen Medien oder auch von einigen meiner Gäste. Manche halten mich gar für einen Linken.

»Du Roter«, hat in meiner Jugend schon immer mein Vater gewettert, und ich musste meinen Käfer, auf dem ich schön prominent den Aufkleber mit dem Teufelchen der Satirezeitschrift Pardon platziert hatte, hinterm Misthaufen parken. **»Du vertreibst mir ja die Gäste«**, fluchte mein Alter. Damals mag er vielleicht recht gehabt haben, und was soll man in der Jugend auch anderes sein als links und kritisch und aufmüpfig gegen die Ideen der Alten? Heute aber geht es mir doch nicht um Rot oder Grün, Schwarz oder Gelb oder Rechts oder Links, mir geht darum, dass wir weder unsere Gesundheit noch unseren Planeten vor die Wand fahren sollten. Und es geht mir um die Freude am Leben, um ehrliches Essen und um echten Genuss – genau deshalb bin ich Koch geworden.

Neben all den guten Gründen, die dafür sprechen, dass wir unsere Ernährung wieder verstärkt selbst in die Hand nehmen, sind Kochen und Essen aber so viel mehr als die Zufuhr von Kalorien. Beim Kochen und bei der Beschäftigung mit möglichst unverarbeiteten Nahrungsmitteln stellt sich automatisch eine viel nähere Verbindung zu den Pflanzen und Tieren her, von denen wir leben. Achtsamkeit nennt Professor Nüssler das. Also ein sensibleres Selbstwertgefühl und eine offenere Wahrnehmung für all das, was uns umgibt. Aber eben auch Verantwortung, die wir für uns selbst, unsere Gesundheit, unsere Gesellschaft und unseren Planeten übernehmen müssen.

Selbstverständlich müssen wir den Druck auf die Politik erhöhen, um einen echten Strukturwandel in der Landwirtschaft zu erreichen. In der Schweiz kann ein Landwirt auch noch mit einem Hof mit 40 Rindern rentabel arbeiten, bei uns müssen es mindestens 600 sein. In Frankreich wird zwar auch viel Mist produziert, aber auf der anderen Seite schützen sie ihre regionalen Spezialitäten.

Den einzelnen Landwirt betrachte ich bei uns eher als Leidtragenden. Wenn wir über eine Neuverteilung der Brüsseler

Subventionsmilliarden nachdenken, dann sollten wir eine nach-haltige Landwirtschaft fördern, die gesunde, regionale Qualität produziert und den Klimaschutz unterstützt. Für eine echte Agrar- und Ernährungswende brauchen wir aber auch das persönliche Engagement. Wir müssen unsere eigene Haltung verändern. Am besten indem wir anfangen, möglichst jeden Tag selbst zu kochen, was einen echten Gewinn an zusätzlicher Lebensfreude garantiert und ein extrem kreativer Prozess ist.

»Alles schön und gut, Herr Keller, aber wer hat denn heute noch Zeit, jeden Tag zu kochen?« Diese Frage ist in meinen Diskussionen oft so eine Art Totschlagargument. Zeit aber ist bekanntlich relativ und vor allem müssen wir sie uns eben nehmen. Inzwischen ver-bringen die Deutschen im Durchschnitt sagenhafte 634 Minuten täglich vor und mit audiovisuellen Medien. Zehneinhalb Stunden online oder TV glotzen, selbst die Hälfte ist doch da schon weit zu viel! Ob wir nun kochen oder nicht, ist also wirklich keine Frage der Zeit. Die Frage ist, für was wir uns entscheiden. Ein Stünd-chen weniger virtuell und dafür ganz real was Gutes kochen – das wäre jedenfalls meine Empfehlung. Und ein guter Anfang, um mit Genuss unseren Planeten zu retten.

Ich
wünsche
mir eine
HOCH-
SCHULE

der
nachhaltigen
Koch
Kultur

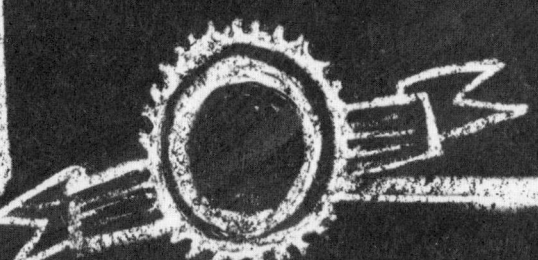

Am 20. Januar 2018 starb mein väterlicher Freund und verehrter Meister Paul Bocuse, von dem ich viel gelernt habe – über die Sterneküche und über das Leben. Bei seiner Trauerfeier war ein Seitenschiff der Lyoner Kathedrale komplett für die Spitzenköche aus aller Welt vorbehalten. Eine Trauergemeinschaft in strahlendem Weiß und extrem hoher Sterne-Dichte. Marc Haeberlin aus Illhaeusern im Elsass hielt die Trauerrede und als der Sarg mit Monsieur Paul hinausgetragen wurde, haben nicht nur die anwesenden Kollegen aus Frankreich 20 Minuten stehend applaudiert. Ein ergreifender Moment war das und eine große Verneigung vor diesem Jahrhundertkoch und vor den Werten, für die er in seinem langen Leben immer gestanden hat: für die Freiheit des Kochs und für den Respekt vor seiner Arbeit.

Ich hatte das Glück auf meinen Lehr- und Wanderjahren nicht nur bei Paul Bocuse, sondern auch von Großmeistern wie Jean-Paul Lacombe, Ricardo Lurasci, Marchesi oder Michel Guérard, damals noch in Paris, zu lernen. Sie alle waren getrieben von großer Leidenschaft und schärften mein Bewusstsein für das Fundament jeder guten Küche – die Qualität der Grundprodukte und deren perfekte Verarbeitung. Ich glaube, ich muss hier gerade noch einmal an meine persönlichen Küchenheiligen denken, weil ich mir große Sorgen über den Niedergang unserer Kochkultur mache. Damit meine ich jetzt nicht die Spitzen- und Sternegastronomie, wo sich in der Regel noch echte Handwerkskunst mit einem großartigen Geschmackserlebnis verbindet. Auch ich habe mein Leben ja lange Zeit den Sternen untergeordnet. Auch ich war ein Besessener und Getriebener und wollte unbedingt zu den Besten gehören. Gerade für junge Köche ist die Sternegastronomie noch immer die Champions League und eine Herausforderung, der sie sich stellen sollten.

Aber in der Breite betrachtet, ist die kulinarische Alltagskultur in den meisten Restaurants der Mittelklasse heute sehr stark von der Convenience-Seuche infiziert und leider – von wenigen Ausnahmen abgesehen – meist von schlechter Qualität. Angefangen bei geschälten Kartoffeln und vorgeschnippeltem Gemüse über Fertigsoßen und Fonds bis zum fertig panierten Schnitzel liefert die Industrie heute alles, was die Arbeit in Hotel- und Restaurantküchen effizienter machen soll. Ein Teufelskreis, denn einerseits höre ich immer wieder das große Klagelied vom fehlenden Nachwuchs an gut ausgebildeten Köchen, aber andererseits frage ich mich, was ein Koch, der in der Systemgastronomie oder einer solchen Convenience-Küche ausgebildet wird, noch lernen kann, außer Plastikbeutel erhitzen und aufzuschneiden. Viele Köche haben auch heute tatsächlich keine Ahnung mehr von einer richtigen Ernährung und den ganzen Zusammenhängen. Sie werden zu Foodstylisten degradiert, die das Fertigfutter, das die Industrie gerne auch im »Homemade-Style« liefert, hübsch auf dem Teller drapiert, um den Gästen die Illusion einer handwerklich geprägten Küche vorzuspielen. Gruselig! Wenn wir aber die oben aufgezeigten Zusammenhänge von Ernährung, Gesundheit, Umwelt und Klima einmal für einen Augenblick ernst nehmen, dann sollten doch gerade Köche die Vorbilder und Botschafter für eine gute, gesunde wie genussvolle Ernährung sein. Wenn wir also mit echtem Genuss diese Welt retten wollen, dann verbinde ich mit meiner Aufforderung Ab in die Küche! auch die dringende Empfehlung einer Qualitätsoffensive für meine eigene Zunft. Und die beginnt in der Ausbildung.

Die Gastronomie zählt zu den größten Arbeitgebern in Deutschland. Und die Köchinnen und Köche spielen dabei eigentlich eine zentrale Rolle. Doch abgesehen von der Sterne- und TV-Bühne ist das Berufsbild nicht sonderlich attraktiv. Während in den letzten Jahren auf dem Arbeitsmarkt im allgemeinen die Beschäftigungszahlen zugenommen haben, war die Beschäftigung von Köchinnen und Köchen rückläufig und wenn rund 30 Prozent der Auszubildenden ihre Ausbildung vorzeitig abbrechen, dann hat das ja auch Gründe. Für mich beißt sich im Gastrogewerbe hierzulande die Katze in den Schwanz. Der Branche fehlt die Kohle, um die Leute besser zu bezahlen, denn wenn du in Deutschland die Preise erhöhst, dann kannst du deinen Laden zumachen. Also wird gespart, sowohl an der Qualität der Grundprodukte als auch bei der Bezahlung des Küchenpersonals, und je höher der Convenience-Anteil in der Küche wird, desto weniger gut ausgebildetes Personal wird benötigt. Um das Wasserbad aufzuwärmen oder schlimmstenfalls die Mikrowelle anzuschalten, reichen auch schlecht bezahlte Hilfskräfte mit null Ahnung und noch weniger Leidenschaft. Das ist wahrlich kein schönes Arbeitsumfeld und hat ja auch nichts mehr mit Kochen zu tun.

	Köchinnen und Köche	Auszubildende
2013	↘ 270.600	↘ 63.048
2014	↘ 268.100	↘ 58.757
2015	↘ 266.600	↘ 56.177
2016	↘ 263.100	↘ 53.963

Viel Frust am Herd: Ohne Köche geht in der Gastronomie nichts und sie werden auch händeringend gesucht. Doch die Zahl der Auszubildenden sinkt.* Der Kochberuf passt für viele heute nicht mehr ins Leben. Die ungünstigen Arbeitszeiten und die schlechte Bezahlung machen den Beruf für junge Menschen nicht unbedingt attraktiv.

Wenn so ein junger Mensch zu mir kommt und mich fragt, ob ich ihn zum Koch ausbilden kann, dann frage ich nach ein paar Tagen mal: **»Und, kannst Du dir vorstellen in diesem Beruf am Abend und am Wochenende zu arbeiten?«** Wenn ich dann höre, **»Hmm, ja das ist eher nicht so gut,«** dann kann ich eigentlich nur sagen:

*Bundesagentur für Arbeit: Arbeitsmarkt kompakt. Köchinnen und Köche, Juli 2017, online unter: statistik.arbeitsagentur.de.

»Dann geh' besser gleich nach Hause und mach was anderes, denn wenn Du keine Lust hast, habe ich auch keinen Bock, Dich auszubilden.« Der Kochberuf passt für viele heute nicht mehr ins Leben. Es will keiner mehr so arbeiten, schlechte Work-Life-Balance – trotzdem wollen alle genießen. Warum sollen junge Menschen heute noch am Abend oder am Wochenende arbeiten? Dann haben sie ein völlig anderes soziales Leben und werden auch noch schlecht bezahlt, wer hat denn darauf noch Bock? Ich werde oft gefragt: »Herr Keller, erzählen Sie doch mal, wie war das damals in der Küche bei Bocuse?« Ich sage dann gerne: »Bei der Fremdenlegion geht es glaube ich entspannter zu.« Das war schon eine echte Knochenmühle und wir haben zum SMIC gearbeitet, dem französischen Mindestlohn. Ich bin damit klargekommen und fand es immer toll, wenn ich die Woche über mal frei hatte, während die anderen schön malochen mussten. Koch ist ein toller Beruf, der wirklich viel mit Berufung zu tun hat. Du musst das mit ganzer Leidenschaft wollen. Diese motivierten Leute, von denen es noch nie so viele gegeben hat, müssen wir suchen, fördern und für den Beruf begeistern. Und wir müssen sie gut bezahlen! Da mache ich den Gastronomen bei deren Kalkulationsgrundlagen gar keinen Vorwurf. Wir verlangen in der Gastronomie für eine Arbeit zu den unmöglichsten Zeiten kein Geld. Wer seinen Urlaub zur Hauptsaison macht, zahlt in der Regel das Doppelte für Flüge oder Hotels. In der Gastronomie spielt das keine Rolle, ob nun morgens um sieben oder nachts um zwei Uhr. Auch hier müssen wir umdenken.

Wenn ich Sie hier dazu motivieren will, wieder möglichst jeden Tag am heimischen Herd mit guten und authentischen Lebensmitteln zu kochen, dann möchte ich Sie überzeugen, mit Genuss viel Gutes für Ihren Körper, den Planeten und die Tiere zu tun, von denen wir leben. Mit der gleichen Wertschätzung und Haltung sollten wir auch der Arbeit und dem Essen im Restaurant begegnen.

Wenn hier gute Grundprodukte in solider handwerklicher Qualität zubereitet werden, dann muss uns dieser Genuss auch etwas wert sein, denn das bedeutet Handarbeit. Wenn wir dieses Essen am Abend oder am Wochenende genießen wollen, dann sollte uns das etwas mehr wert sein als das Mittagsmenü unter der Woche. Natürlich muss sich auch die Gastronomie Gedanken machen, wie sich das Berufsbild attraktiver gestalten und sich an verändernde Ernährungsansprüche anpassen lässt.

Manchmal stelle ich mir vor, wie meine Hochschule der neuen Kochkultur funktionieren müsste. Eine Schule, die über die klassische Nullachtfünfzehn-Ausbildung für Köche hinausdenkt, weil sich das Anforderungsprofil für gute Köche verändert hat. Eine Schule, die eine Verbindung herstellt zwischen Theorie und Praxis, zwischen neuesten wissenschaftlichen Erkenntnissen und versiertem Handwerk. An dieser Schule müssten die Azubis natürlich auch ein Praktikum in einem nachhaltig arbeitenden landwirtschaftlichen Betrieb absolvieren, damit sie sehen und verstehen, wie gutes Gemüse oder Fleisch produziert wird. Sie müssten von Ernährungsexperten oder Medizinern wie Professor Nüssler unterrichtet werden, um zu begreifen, welche Nährstoffe wir unserem Körper zuführen sollten, wie und warum man die einzelnen Komponenten eines Menüs so zusammensetzt oder welche Wirkung und große Bedeutung bestimmte Aromen und Gewürze nicht nur auf den Geschmackssinn, sondern für die Gesunderhaltung unseres Köpers haben.

Natürlich müssen diese Azubis auch von exzellenten Köchen unterrichtet werden, die ihnen in einer Stunde mehr beibringen können als in drei Lehrjahren in einer Convenience-Cuisine. Eine solche Einrichtung könnte auch zur Weiterbildung dienen, um das Qualitätsbewusstsein im Genusshandwerk in allen möglichen Spezialgebieten weiter voranzubringen, oder um beispielsweise all die Lehrer mit den Grundlagen des Kochens vertraut zu machen, die wir in Zukunft ab der Grundschule für die Fächer Kochen und Ernährung dringend benötigen. Convenience heißt übersetzt »Bequemlichkeit« und genau da müssen wir raus, wenn wir es ernst meinen mit einer Ernährungswende, zu Hause in unserer privaten Küche genauso wie in der Gastronomie.

	Umsatz im Segment Convenience Food*
2013	↗ 4.755.000.000 €
2014	↗ 4.956.000.000 €
2015	↗ 5.108.000.000 €
2016	↗ 5.347.000.000 €
2017	↗ 5.521.000.000 €
2018	↗ 5.673.000.000 €
2019	↗ 5.825.000.000 €

Convenience steht für Bequemlichkeit und diese Faulheit, wie ich es nennen würde, ist ein profitables Business mit nach wie vor rasanten Zuwachszahlen. Mit verzehrfertigen Fertiggerichten erzielte die Nahrungsmittelindustrie 2019 einen Umsatz von fast sechs Milliarden Euro, in denen die Umsätze für tiefkühlzubereitete Salate und geschnittenes Obst noch nicht einmal enthalten sind.

Meine klare Empfehlung: Meiden Sie im Supermarkt die Fertig- und Fake-Food-Regale und greifen Sie zu frischen und unverarbeiteten Lebensmitteln aus Ihrer Region. Das ist der beste Gesundheitsschutz.

* Statista: Convenience Food in Deutschland, online unter: de.statista.com.

Die Küche ist kein

STATUS SYMBOL

Sondern eine Genuss- Werk- statt.

Es kommt hin und wieder vor, dass ich im privaten Umfeld koche oder ganz einfach zu Gast bin und mir dann die tolle, blitzsaubere Küche vorgeführt wird. Da ist es mir dann schon ein paar Mal passiert, dass ich sage: **»Ah, neue Küche, sehr schön.«** Als Antwort kommt dann: **»Nein, nein, unsere Küche ist schon mindestens fünf Jahre alt.«** Und ich denke (leise), hmm, hier wird wahrscheinlich auch eher selten gekocht. Das ist dann so der klassische Fall einer Statussymbol-Küche, alles von Feinsten, tolles Design und mit allem Schnickschnack – nur gearbeitet wird darin nicht. Das ist dann ungefähr so, als würde man sich im Keller eine Heimwerkstatt mit allen möglichen Maschinen und Top-Werkzeugen einrichten, dann aber nur zweimal im Jahre den Hammer benutzen, um einen Nagel in die Wand zu hauen.

Wenn ihr also über eine tolle Küche verfügt, dann benutzt sie doch bitte auch regelmäßig. Mir gefällt übrigens der Trend zur offenen Wohnküche. Das war mir persönlich immer wichtig, weil es ganz einfach kommunikativer ist, und so hat die ganze Kocherei ja auch mal angefangen. In den ersten Siedlungen der Menschheit gab es in der Mitte des Dorfes eine Feuerstelle, an der man gemeinsam gekocht hat. Die moderne Einbauküche mit Küchenzeile in einem separaten Raum der Wohnung wurde ja auch erst vor gerade mal 100 Jahren von Margarete Schütte-Lihotzky erfunden. Ihre legendär gewordene Frankfurter Küche sollte die moderne Hausfrau entlasten, aber schon damals wurde kritisiert, dass dann die Hausfrau ja vom familiären Leben getrennt sei. Ein paar Jahrzehnte früher wurde in den bäuerlichen Wohnungen oder in den Stadtwohnungen von Arbeitern und Angestellten auch noch auf dem Kanonenofen in der Wohnstube gekocht. In den 1960er- und 1970er-Jahren wurde die Einteilung in Küche, Ess- und Wohnzimmer dann Standard und ich habe damals schon geschrien: **»Die Küche ist kein isolierter Raum!«** Ein Esszimmer, so was gab es doch eigentlich nur in der Fabrikanten-Villa, mit kleinem Aufzug in die Küche. Heute mag der Trend zur offenen Küche auch der Wohnungsnot und einer effizienten Flächennutzung geschuldet sein, aber die Hausbewohner kommen wieder zusammen und die Küche wird zu Hause wieder zum Lebensmittelpunkt.

Ich hatte ja, bevor wir die Adler Wirtschaft in Hattenheim gekauft haben, eigentlich die Idee, einen alten Drei-Seiten-Hof mit zwölf Hektar Land in der Bretagne zu kaufen, mit Wohnhaus, Scheune und Stall und einem Brunnen in der Mitte des Hofs. Dort wollten wir so ein Gemeinschaftsprojekt starten, mit sechs separaten Wohnungen für den privaten Rückzug, mit Schlafzimmer, Bad und einem kleinen Wohnbereich samt Kochnische. Aber kochen, essen, leben – all das sollte im umgebauten Stall rund um den großen Kamin stattfinden. Und ich hätte im nahe gelegenen Städtchen noch ein kleines Restaurant eröffnet. Das klingt heute vielleicht eher nach einem Hippie-Projekt und schlussendlich ist ja auch nix daraus geworden, aber die Grundidee finde ich immer noch gut.

In allen großen Städten ist aktuell der Wohnraum knapp, auch weil die Zahl der Singlewohnungen ständig zunimmt. Und die sitzen dann alle allein zu Hause und ordern ihr Essen beim Lieferservice. Statt wie in Großbritannien ein Einsamkeitsministerium zu installieren, könnte man doch mal über ein paar progressive Wohnkonzepte nachdenken. Mit der richtigen Mischung aus privatem Rückzugs- und gemeinschaftlichem Lebensraum kann ich mir das noch immer super vorstellen, mit der Küche im Zentrum des Lebens. Kochen verbindet!

Ich betrachte die Küche tatsächlich als eine Genusswerkstatt und wie bei jedem Profi verfüge ich in meiner Küche über alles, was ich brauche. Aber keine Angst: Zu Hause in der Heimatküche braucht es eigentlich gar nicht viel, um loszulegen. Im Gegenteil: Man sollte in der Küche vor allem den Maschinenpark auf ein Minimum reduzieren. Die Handarbeit schult beim Kochen im wahrsten Sinne das Fingerspitzengefühl. Klar, einen Herd braucht man, und wenn man mich fragt, ziehe ich den Gasherd beim Kochen vor. Aber es geht auch ein Induktions- oder Elektro-Herd und im Notfall reicht sogar ein Einflammenkocher mit Gaskartusche, um etwas Leckeres zu zaubern. Zu den Basics gehört natürlich auch ein Backofen mit Umluft, Ober- und Unterhitze, und wer es dann wirklich etwas komfortabler wünscht (und den nötigen Platz hat), für den ist ein Wärmeschrank mit Temperaturen 30 bis 70 Grad nicht schlecht. Den benutzt man, um Geschirr anzuwärmen, was ich persönlich wichtig finde – denn warum kocht man erst, wenn das Essen dann auf kalten Tellern serviert wird? Im Wärmeschrank kann man auch Fleisch bei Temperatur halten oder ich nutze ihn zum Niedertemperaturgaren. Das alles geht natürlich auch im Ofen, wenn der nicht gerade für etwas anderes benötigt wird.

Was brauchen wir sonst noch, um in der Küche loszulegen? Hier mal eine kleine Liste:

Töpfe

Auf jeden Fall einen großen Topf (acht bis zwölf Liter auch für Ein- bis Zweipersonenhaushalte) für Suppen und Fonds und zwei, drei weitere Töpfe in verschiedenen Größen, plus einen schönen Schmortopf.

Pfannen

Zwei bis drei Pfannen genügen fürs Erste. Eine beschichtete mit höherem Rand, plus eine kleinere und eine größere Pfanne, die im Idealfall aus Guss- oder Schmiedeeisen sein sollte, auch zum scharfen Anbraten.

Schüsseln

In verschiedenen Größen.

Messer

Ein Sägemesser für Brot, ein Auslöse-, ein Filetier- und ein Tranchiermesser, dazu noch ein paar kleine Schneide- und Küchenmesser zum Schneiden von Gemüse. All diese Messer gibt es in verschiedenen Preisklassen und es müssen wirklich nicht die teuersten sein. Hauptsache, sie sind scharf. Dazu noch ein Spargel- und Gemüseschäler.

Elektrogeräte

Hier kann man auf fast alles verzichten, denn eigentlich braucht man nur einen Stabmixer zum Montieren, Schneiden und Pürieren.

Bretter

Hier brauchen wir eine kleine Auswahl an Holz- und Kunststoffbrettern sowie ein Fischbrett (Kunststoff).

Siebe

Wichtig ist ein Durchschlag, zum Beispiel zum Abseihen von Pasta oder um Salate nachtrocknen zu lassen. Außerdem ein paar Siebe in unterschiedlichen Größen von etwa zwölf bis 20 cm Durchmesser in feiner und in gröberer Flechtung.

Mörser

Ein kleiner Steinmörser ist wichtig, um Gewürze frisch zu mahlen. Auf Gewürze in Pulverform bitte ganz verzichten, die stehen meist nur im Schrank rum und verlieren ihr Aroma.

Was fehlt noch? Eine kleine Auswahl an Schneebesen, Kochlöffeln, Schöpf- und Schaumkellen sowie Reiben in zwei oder drei Größen und vielleicht ein kleiner Temperaturmesser, um die Garzeiten für Fleisch genauer zu timen. Mir genügt mein Daumen zur Kontrolle, aber ich verfüge ja auch über 50 Jahre Kocherfahrung. Ganz wichtig ist natürlich eine Gefriertruhe oder ein größeres Tiefkühlfach. Kochen ist, wie schon gesagt, ein Abfolgeprozess und wenn wir schon dabei sind, dann können wir bestimmte Dinge, wie zum Beispiel Fonds oder Soßen, auch auf Vorrat produzieren und einfrieren.

Wie gesagt, bei der Küchenausstattung gilt die Devise weniger ist mehr. Die wichtigsten Werkzeuge kann man Schritt für Schritt anschaffen und je häufiger man in der Küche arbeitet, desto genauer weiß man, was man auch wirklich zum Arbeiten braucht. Das wär's auch schon, wir können loslegen!

Die besten Lebens- mittel

haben Keine

ZUTATEN LISTE

Es ist ja gut und richtig, dass wir uns oben mal ein paar Fakten über unsere Ernährung klar gemacht haben. Aber wie hilft uns das jetzt weiter? Denn die vielen schlauen Studien, klugen Experten und all die Bücher und Diskussionen über die Zusammenhänge von Essen, Gesundheit und Umwelt können einem auch ganz schön das Hirn vernebeln, und dann steht man da und denkt vielleicht: »Schöner Mist, aber was soll ich kleine Wurst jetzt daran ändern?« Vergesst also mal einen Moment die ganzen Zahlen und Daten und nicht zuletzt die ungezählten Diätvorschriften und Ernährungspläne. Das alles lässt sich nämlich auch auf eine ganz einfache, aber sehr wesentliche Grundregel reduzieren: Ernähren Sie sich vor allem von Lebensmitteln ohne Zutatenliste. Und umgekehrt gilt, je länger die Zutatenliste, desto größer sollte der Bogen sein, den wir um diese Lebensmittel machen.

Wenn wir uns an dieser Regel orientieren, sind wir schon einmal ganz grundsätzlich auf einem guten Weg. Lebensmittel ohne Zutaten sind frische und unverarbeitete Lebensmittel, woraus dann konsequenterweise folgt, dass wir sie zum Essen zubereiten müssen. Und so landen wir ganz automatisch in der Küche. Erweitern wir nun diese Grundregel noch um die Aspekte »saisonal« und »regional«, machen wir bei unserer Ernährung schon wirklich vieles richtig. Klar, am besten auch noch in Bio-Qualität, aber die Orientierung am Wechsel der Jahreszeiten ist mir besonders wichtig. Dann nämlich genießen wir vorwiegend Früchte und Gemüse, die auf dem Höhepunkt ihrer Entwicklung geerntet wurden und deshalb auch über ausgereifte Aromen und Inhaltstoffe verfügen. Das ist ein Problem bei allen Früchten und Gemüsesorten, die wir zur Unzeit essen oder aus fernen Ländern importieren – sie werden oft unreif geerntet, um den Transportweg besser zu überstehen, reifen hinterher nicht richtig aus und verlieren ihren eigentlichen Nährwert. Vom Geschmack ganz zu schweigen.

Ich werde oft gefragt, wie denn die Grundausstattung eines Kühlschranks aussehen sollte. Das hängt natürlich von der Jahreszeit ab. Ganz grundsätzlich sollten wir immer eine Auswahl an frischem und wechselndem Saisongemüse im Haus haben. Im Winter sind das naturgemäß eher Kohlsorten von Weißkohl über Rosenkohl bis Wirsing. Kartoffeln, Zwiebeln, Schalotten, Fenchel, Karotten, Navetten oder Mairübchen, Rote Bete oder was sonst im saisonalen Angebot vorhanden ist. Damit lässt sich schon mal unglaublich viel zaubern und das ist ganz generell eine gute Grundversorgung.

Eier

Zum Grundstock eines guten Haushalts gehören natürlich Eier. Und hier sollte man kompromisslos auf Qualität achten, also mindestens Freiland und am besten Bio-Eier. Eier sind nicht nur wegen der guten Inhaltsstoffe äußerst wichtig. Es gibt wohl kein anderes Grundprodukt in der Küche, aus dem man so schnell so viel Gutes kochen kann.

Salate

Bei den Salaten ist die Orientierung an den Jahreszeiten besonders wichtig. Endivien, Feldsalat, Frisée sind Wintersalate – ich betone das nur noch mal, weil diese Salate selbst auf den Speisekarten von Kollegen das ganze Jahr über zu finden gibt. In den Gemüseabteilungen der Supermärkte gibt es ja mittlerweile auch eine große Auswahl an Tüten mit vorgeputzten Salatmischungen. Davon rate ich ab. Zum einen werden diese Salate mit einer Mischung aus Stickstoff, Sauerstoff und Kohlendioxid begast und verpackt und man weiß auch eigentlich nicht, wie alt das Zeug schon ist und wo es genau herkommt. Gerade an den Schnittstellen, wo der Zellsaft austritt, findet sich ein idealer Nährboden für Keime.

Blätter mit braunen Stellen deshalb bitte nicht verzehren! In meinen Augen sind Tütensalate eine wirklich überflüssige Idee. Was soll das bringen? Zeitersparnis? Noch schlimmer sind die fertigen Salatmischungen, die es samt Salatsoße zu kaufen gibt. Da zahlt man dann für zweifelhafte Qualität fünf oder sieben Euro. Für das gleiche Geld kann ich mir Salat in feinster Bioqualität für eine ganze Woche kaufen. Blattsalate gibt es naturgemäß vor allem in den warmen Monaten, wie hier in diesem Saisonkalender zu sehen ist. Zum Glück helfen im Winter leckerer Feldsalat und Portulak über die Runden. Anstelle von grünem Salat empfiehlt es sich, im Winter auf Rohkost aus Möhren, Kohl und Rote Bete zurückzugreifen. Dann bleibt der Salatteller trotzdem schön bunt.

	Jan	Feb	Mär	Apr	Mai
Batavia	–	–	–	+	+
Chicorée	+	+	+	+	–
Eichblattsalat	–	–	–	–	+
Eisbergsalat	–	–	–	–	–
Endiviensalat	–	–	–	–	+
Feldsalat	+	+	+	+	–
Kopfsalat	–	–	–	–	+
Lollo Rosso	–	–	–	–	+
Portulak	+	+	+	+	–
Radicchio	✗	✗	–	–	–
Rucola	–	–	–	–	+

+ Salat ist frisch aus heimischem Anbau verfügbar
– Salat ist nicht regional-saisonal verfügbar
✗ Salat ist als Lagerware aus heimischen Anbau verfügbar

Dazu mal ein kleiner, aber wichtiger Tipp: Kaufen Sie einmal in der Woche zwei, drei unterschiedliche, frische Bio-Salat-köpfe ein. Die waschen und putzen Sie in reichlich Wasser. Salat muss schwimmen, damit die Sand- oder Erdkrümel rausgewaschen werden. Nach dem Waschen wird der Salat aus dem Wasser gehoben und nur leicht geschleudert. Jetzt legt man das Gemüsefach im Kühlschrank mit einem feuch-ten Küchenkrepp aus, packt die noch feuchten Salatblätter darauf und deckt sie mit einem weiteren feuchten Küchen-krepp ab. So bleibt die Salatmischung eine ganze Woche frisch und man kann sich ohne große Arbeit ganz nach Lust und Laune einen frischen Salat zubereiten. Noch schneller geht es, wenn man auch gleich eine schöne Salatsoße vor-produziert.

Jun	Jul	Aug	Sep	Okt	Nov	Dez
+	+	+	+	–	–	–
–	–	–	–	+	+	+
+	+	+	+	+	–	–
+	+	+	+	+	–	–
+	+	+	+	+	+	+
–	–	–	–	+	+	+
+	+	+	+	+	–	–
+	+	+	+	+	–	–
–	+	+	+	+	+	+
–	–	+	+	+	+	×
+	+	+	+	+	–	–

Vinaigrette

So eine Vinaigrette ist eine Emulsion, also eine Mischung aus wässrigen und öligen Flüssigkeiten. Zu den wässrigen Flüssigkeiten zählen Weißwein, Gemüsebrühe, Fleischbrühe, Apfelsaft, Orangensaft und so weiter. Zu den öligen Flüssigkeiten eben die tollen Öle von Olivenöl über Leinöl bis zum Senföl oder was das Herz begehrt. Beide Bestandteile werden über den Daumen im Verhältnis ein Drittel (wässrig) zu zwei Drittel (ölig) gemischt. Da gibt es ja nun ungezählte Varianten und auch Salatsoßen sind ein weites Experimentierfeld, aber genau deshalb liebe ich Rohkost, weil ich sie mit der Soße schnell und einfach immer wieder zu einem neuen Geschmackserlebnis machen kann.

Und die einzige Frage, die sich stellt: Was schmeckt Ihnen? Finden Sie es heraus, auch hier kann man je nach Jahreszeit neben den Standards wie Pfeffer und Salz die unterschiedlichste Zutaten und Kräuter variieren – am besten die, welche man selbst im Garten oder im Blumenkasten auf dem Küchenfensterbrett gezogen hat. Entscheidend aber ist: Wenn Sie sich schon an die Arbeit machen, dann produzieren Sie doch gleich einen halben Liter oder mehr. In einer Milchflasche oder einem hohen, verschließbaren Behälter stellen Sie Ihre Vinaigrette dann in den Kühlschrank und können sich jederzeit in Windeseile einen gesunden Salat zaubern – mit einem Griff ins Gemüsefach, wo die vorbereiteten Salatblätter liegen (vielleicht noch eine Karotte schnippeln und dazu ein paar Nüsse) und einem Schluck von der vorproduzierten Vinaigrette. Das dauert keine fünf Minuten und ist nur ein kleines Beispiel zum Thema Effizienz in der Küche. Schließlich zählt hier jede Minute, wo doch im Alltag die Zeit fürs Kochen angeblich so knapp ist.

Essig

Wo wir gerade bei Salaten sind, ein Wort zum Essig.

Ich benutze gerne Weißweinessig in einer guten Qualität, die ich dann aber immer erst mal mit ⅓ Liter trockenem Weißwein »verdünne«. Ich will einfach nicht von der Säure in die Zange genommen werden.

Aus dem Weißweinessig mache ich im Sommer auch gerne meinen eigenen Estragonessig mit vielen ganzen Zweigen darin. Soll der länger halten, dann immer ab in den Kühlschrank damit. Auch hier immer mal wieder neue Kreationen mit frischen Kräutern ausprobieren.

Öle und Fette

Bei den Ölen und Fetten, die im Haushalt gebraucht werden, ist Folgendes wichtig: Für das starke Erhitzen am besten ein nicht natives Traubenkernöl oder Raps- oder Sonnenblumenöl nutzen, die für höhere Temperaturen besser geeignet sind. Für Feines mit Geschmack und raffiniertes Kochen ein gutes natives Olivenöl. Ansonsten Butter, Butterschmalz und Schweineschmalz – natürlich wohl wissend, wo es herkommt.

Gewürze

Beim Kochen ist es schön, vom Steinsalz bis zum groben Meersalz oder Fleur de sel eine kleine Auswahl zur Hand zu haben, trockene Gewürze, wie schon gesagt, als Ganzes kaufen und bei Bedarf mörsern.

Tomaten

Das absolute Lieblingsgemüse der Deutschen: Tatsächlich verputzen wir im Durchschnitt so um die 25 Kilo Tomaten pro Kopf und Nase im Jahr. Aus gutem Grund, denn die Tomate enthält viele Vitamine und reichlich Mineralien wie Kalzium, Kalium und Magnesium. Darüber hinaus liefern Tomaten mit dem Carotinoid Lycopin, einen sekundären Pflanzenstoff, welcher der Tomate nicht nur ihre rote Farbe verleiht, sondern dank seiner antioxidativen Eigenschaften die Zellmembranen stärkt und so vor Herzkrankheiten und Arteriosklerose schützen kann.

Auch bei Tomaten haben wir uns daran gewöhnt, dass sie das ganze Jahr verfügbar sind. Doch Tomaten sind Früchte des Sommers und schmecken am besten zwischen Juni und September, wenn sie ihr volles Aroma entfalten. Ich habe mich ja, nachdem ich mich mit meinem Vater überworfen und den Schwarzen Adler in Oberbergen hinter mir gelassen hatte, eine Zeit lang in Italien umgeschaut, um unter anderem bei Ricardo Lurasci in der Nähe des Comer Sees die italienische Küche kennenzulernen. Für mich war das eine echte Befreiung, denn nicht nur im Leben, auch in der Küche geht es bei den Italienern doch deutlich entspannter zu und an Tomaten kommt man hier natürlich nicht vorbei. Die Italiener sind wahre Meister darin, aus einfachen, aber guten Grundprodukten eine schnelle und leckere Mahlzeit zuzubereiten. Und auch für mich ist die Tomate eine Frucht, die man auch mit »vom Einfachen das Beste« beschreiben kann. Deshalb habe ich ja mein Bistro, das ich damals in Köln neben meinem Sterneladen eröffnet hatte, auch Tomate genannt, denn hier gab es die gute und einfache Küche – und in der geht ohne Tomaten nichts.

Bevor jetzt ein paar überwiegend pflanzenlastige Rezepte kommen, möchte ich daran erinnern, dass Sie auch meine Rezepte bestenfalls als inspirierende Ideensammlung lesen sollen, um davon ausgehend Ihre eigenen Varianten zu entwickeln. Ich habe auch lange darüber nachgedacht, ob ich bei den folgenden Rezepten nicht komplett auf die Mengenangaben verzichten soll. Nicht um Ihnen das Leben schwer zu machen, sondern ganz im Gegenteil, um Ihr Kochgefühl besser zu entwickeln. Irgendwann weiß man doch, dass man zum Beispiel beim Rosenkohl je nach Größe fünf, sechs Rosenköhlchen pro Person rechnet. Das gleiche gilt beim Thema würzen. Auch da mag es jeder anders und deshalb sollte man sich langsam rantasten. Ich nehme auch das Salz immer gerne in die Hand, mit den Fingern hat man einfach mehr Gefühl.

Tomatensugo

Bis heute gehört – gerade im Sommer – der Tomatensugo zu meinen Favoriten und dieses einfache Gericht ist ein gutes Beispiel dafür, wie man ganz ohne große Mühe auf vorgefertigtes Industriefood verzichten kann. Idealerweise setzt man für den Sugo das Basilikum mit dem Olivenöl zwei bis drei Tage früher an. Dafür wird das Basilikum gewaschen. Kurz abtropfen lassen und dann die Blätter vom Stängel zupfen und in trockenem Zustand in grobe Streifen schneiden. Danach die Blattstreifen in einen fest verschließbaren Behälter geben und gut mit dem Olivenöl tränken. Gut verschlossen im Kühlschrank durchziehen lassen, damit das Öl das Aroma des Basilikums richtig aufnehmen kann.

Im Sommer wird der Sugo am besten aus frischen Tomaten gemacht. Außerhalb der Tomatensaison kann man durchaus auch mal zu gestückelten Tomaten aus der Dose greifen, denn die sind – in guter Qualität natürlich – manchmal schmackhafter als die wässrigen Tomaten aus dem Gewächshaus. Von den frischen Tomaten entfernen wir zunächst die Stängelansätze und ritzen die Tomaten an der unteren Seite über Kreuz ein. Dann die Tomaten ganz kurz (fünf Sekunden) in kochend heißes Wasser geben und mit kaltem Wasser abkühlen. So lässt sich die Haut mit einem Messer ganz leicht abziehen. Nun werden die Tomaten entkernt, in Würfel geschnitten und ohne Haut und Kernchen kurz und schnell angekocht. Nach dem Erkalten werden die kleinen Würfel nun in das vorbereitete Basilikum-Olivenöl einlegt, gut vermischt und mit Salz, schwarzem Pfeffer aus der Mühle und etwas Chili gewürzt. Am besten lässt man alles zusammen noch einmal einen Tag im Kühlschrank durchziehen. Da der Sugo sehr schnell die Gerüche der Umgebung annimmt, sollte man ihn in einem gut verschließbaren Behälter aufbewahren. Am besten schmeckt der Sugo kalt, genauer gesagt bei Zimmertemperatur, weil er so sein volles Aroma entfaltet. Tomaten sind eben Sommerfrüchte und deshalb kälteempfindlich, weshalb man sie auch nicht unbedingt als ganze Frucht im Gemüsefach des Kühlschranks lagern sollte, sondern besser bei Zimmertemperatur an einem dunklen Ort.

Zum Anrichten werden nun geröstete Brotwürfel (die kann man aus alten Weißbrotresten oder Ciabatta zurechtschneiden) in einen tiefen Teller gegeben und der Tomaten-Basilikum-Sugo darüber verteilt. Zum Schluss werden die Pinienkerne in einer Pfanne ohne Öl kurz angeröstet und über den Sugo gestreut. Bei vielleicht 20 Minuten Arbeitszeit jeweils an zwei Tagen hat man sich so eine Grundlage für gleich mehrere Mahlzeiten geschaffen. Die jeweilige Menge des Sugos werden Sie ganz schnell in größeren Einheiten variieren und herstellen. Da bin ich mir sicher!

Das hier angegebene Rezept soll nur als Orientierung dienen. Lassen Sie Ihrer Fantasie freien Lauf, um dieses Grundrezept zu variieren. Zum Beispiel mit gewürfeltem Feta-Käse, der über dem Sugo verteilt wird. Eine weitere Variante ist die klassische

Bruschetta, die ursprünglich eine einfache Mahlzeit für italienische Feldarbeiter war. Dafür beträufeln wir altbackenes Weißbrot oder Ciabatta-Scheiben mit Olivenöl, reiben sie mit einer aufgeschnittenen Knoblauchzehe ein und rösten sie kurz in der Pfanne an. Dann wird der Sugo auf die Brotscheiben verteilt und fertig ist eine leckere Vorspeise oder auch eine schöne Ergänzung zu einem großen Salat.

Der Sugo lässt sich natürlich auch wunderbar zu einer Pasta-Soße verarbeiten, indem man ihn erhitzt und püriert. Und wenn Sie zur besten Tomatenzeit schon bei der Arbeit sind, dann produzieren Sie doch gleich die drei- oder vierfache Menge an Tomatenwürfeln oder dieser Grundsoße für Pasta. Beides lässt sich in alten Joghurtbechern oder Gefrierbeuteln ganz wunderbar einfrieren. Vorausschauend denken ist ein Grundprinzip, mit dem man sich die Arbeit in der Alltagsküche stark erleichtern kann.

Tomatensugo mit Basilikum und Pinienkernen
Zutaten für 4 Personen

Für das eingelegte Basilikum

1 Bund Basilikum

⅛ l gutes Olivenöl

Für den Tomaten-Sugo

500 g gestückelte Tomaten (Dose, die teuren, guten aus dem Süden – im Winter allemal!)

100 g Brotwürfel aus altbackenem Weißbrot (Ciabatta o. ä.)

20 g Pinienkerne

Chili-Öl nach Belieben (siehe Gersten-Risotto)

Pfeffer und Salz nach Belieben

Die Graupe hat das Zeug zum Superfood

Wo ich gedanklich gerade in der vegetarischen Abteilung unterwegs bin, fallen mir die Graupen ein, die in der deutschen Küche lange übersehen wurden und völlig zu Unrecht im Abseits standen. Graupen werden aus Gerstenkörnern hergestellt, die in speziellen Mühlen geschält und poliert werden. Sie galten lange als typisches Arme-Leute-Essen, weil Gerste billig und äußerst nahrhaft war. Die Gerste, die zu den ältesten Getreidesorten zählt, wurde deshalb als minderwertiges Getreide betrachtet, das man zum Brauen von Bier und Whiskey nutzen kann, aber aufgrund des geringeren Glutengehalts eben nicht zum Backen. Deshalb lief der Weizen der Gerste in Sachen Wertschätzung lange den Rang ab. Doch heute, in Zeiten weit verbreiteter Glutenunverträglichkeit, erlebt die Graupe wieder eine kleine Renaissance. Gerste weist im Unterschied zu vielen anderen Getreidesorten einen deutlich höheren Gehalt an B-Vitaminen und Mineralien wie Mangan, Phosphor, Kupfer, Magnesium, Zink, Kalium oder Kieselsäure auf. Die vielen Vitalstoffe unterstützen die Darmflora und füttern die guten Darmbakterien. Das fördert die Verdauung, senkt Cholesterin und Blutzucker, schützt so vor Herzkrankheiten und reduziert nachweislich das Diabetesrisiko. Die Graupen sind ein großartiges Beispiel dafür, wie sich eine gesunde und ausgewogene Ernährung und der Klimaschutz verbinden lassen. Als heimisches Getreide stecken die Graupen mit ihren positiven Nährwerteigenschaften trendige Superfood-Körner wie Chia-Samen oder Quinoa locker in die Tasche. Und zwar ganz ohne irrsinnig lange Transportwege und fragwürdige Anbaubedingungen, die in Indien, Südamerika oder sonst wo auf der Welt immer zulasten der Produzenten und der Umwelt gehen. Nicht zuletzt sind Graupen in der Küche vielseitig für Suppen, Salate oder auch Süßspeisen verwendbar. Deshalb hier zwei leckere Menü-Ideen:

Gerstenrisotto mit Gemüsewürfeln und geräucherter Forelle

Zutaten für 4 Personen

Für das Gerstenrisotto

150 g polierte Gerste (Graupen)

1½ l Gemüsebrühe

50 g Petersilienwurzel

50 g Zucchini

50 g Karotte

50 g Fenchelknolle

50 g Kohlrabi

50 g Gemüsepaprika (rot)

1 Tl Kreuzkümmel

50 g geriebener Bergkäse

4 Forellenfilets (geräuchert)

Für das Chili-Öl

50 g getrocknete Chilischoten

450 ml Traubenkernöl

→ Für das Gerstenrisotto werden Petersilienwurzel, Zucchini, Karotten, Fenchelknolle, Kohlrabi und Gemüsepaprika gewaschen und klein gewürfelt. Die Graupen ebenfalls gut waschen und den Kreuzkümmel im Mörser fein mahlen. Dann werden die Graupen in etwas Traubenkernöl angeröstet und mit etwa 0,5 Liter der Gemüsebrühe abgelöscht. Ähnlich wie bei einem Risotto nun die Gerste auf kleiner Flamme köcheln lassen und nach und nach die restliche Gemüsebrühe dazu geben und so lange kochen und rühren, bis die Graupen außen weich, aber innen noch bissfest sind. Jetzt das Gemüse und den Kreuzkümmel dazugegeben und mit den Graupen fertig garen lassen.

Zum Abschmecken wird das Chili-Öl tröpfchenweise hinzufügt, bis der gewünschte Schärfegrad erreicht ist. Erst kurz vor dem Servieren den geriebenen, alten Bergkäse unterrühren und das Risotto auf tiefen Tellern verteilen. Die Forellenfilets und nach Geschmack etwas Chili-Öl hinzufügen und servieren.

Kleiner Tipp: Zutaten wie das Chili-Öl lassen sich ganz einfach selbst produzieren. Die getrockneten Chilischoten in Raps- oder Traubenkernöl einlegen und gut durchziehen lassen. Wenn die gewünschte Schärfe erreicht ist, sollten die Chilischoten entfernt, also abgeseiht werden, damit das Öl nicht zu scharf wird. (Oder auch nicht, für alle, die es gerne superscharf mögen, so wie ich!) Dann wird das Chili-Öl in eine dunkle Glasflasche abgefüllt und ist, gut verschlossen, über mehrere Monate haltbar – wenn es denn überhaupt so alt werden darf.

Leichter Graupen-Salat mit Salatherzen, Gurken, Cashewkernen, Mandelsplittern, Bananen, Leinöl, Kurkuma und Leinsamen

Zutaten für vier Personen

---

2 Artischocken

12 Spargelstangen

ein Spritzer Zitronensaft

170 g Graupen (alternativ: Quinoa)

½ l Gemüsebrühe

1 cm Ingwerwurzel

20 g Rosinen

½ Tl Kurkumapulver

2 kleine Karotten

1 Salatherz

30 g Cashewkerne

1 Banane

1 Tl Leinöl

1 Tl Leinsamen, geschrotet

20 g Mandelsplitter

Salz

Pfeffer

In knapp 45 Minuten lassen sich Graupen auch wunderbar zu einem leckeren Salat verarbeiten. Alternativ kann man bei diesem Rezept die Graupen auch durch Quinoa ersetzen, aber bleiben wir mal bei den heimischen Gerstenkörnern.

→ Los geht's: Die Graupen gut waschen und in der Gemüsebrühe zum Kochen bringen. Dabei 40 Milliliter der Brühe
aufbewahren und beiseitestellen. Die Hälfte des Ingwers
reiben und in die Gemüsebrühe geben. Die Gemüsebrühe
auf kleiner Flamme köcheln und die Graupen langsam darin
quellen lassen. Nun Karotten schälen, fein würfeln und unter
die Graupen rühren. Wenn die Graupen beinahe gar sind, die
Rosinen und eine Messerspitze Kurkuma unterrühren.
Jetzt müssen die Artischocken vorbereitet werden. Weil wir
für unseren Salat nur die Artischockenböden verwenden,
die Stiele der Artischocken abknicken und den unteren
Stielansatz »putzen«. Dann die äußersten Blätter der Artischocke entfernen und die oberen Blätter abschneiden. Das
Heu der Artischockenböden entfernen und die Böden etwa
25 Minuten in leicht gesalzenem Wasser kochen lassen. Die
gegarten Böden vom restlichen Heu befreien und in grobe
Würfel schneiden. Wer die Arbeit scheut, die Artischocken zu schälen, kann auch auf fertige Artischockenböden
zurückgreifen. Allerdings leidet hier der Geschmack sehr
stark, weshalb sich die Handarbeit lohnt.
Jetzt den Spargel schälen und in grobe Stücke schneiden.
(Im Winter kann man statt Spargel auch Schwarzwurzel oder
auch eine Sellerieknolle verwenden!). Ausreichend Wasser
mit jeweils einer Prise Zucker und Salz sowie etwas Zitronensaft zum Kochen bringen und den Spargel darin bissfest
garen. Danach die Banane schälen und in kleine Würfel
schneiden, die Cashewkerne grob hacken und die Mandelsplitter in einer Pfanne ohne Öl goldbraun anrösten lassen.
Erst kurz vor dem Servieren Cashewkerne, Banane und das
Leinöl unter den Graupen-Salat heben.
Zum Anrichten den Salat waschen, pro Person ein Blatt
abtrennen und auf jeweils einen Teller legen. Nun den

122

Graupen-Salat hineingeben und die Artischockenböden und den Spargel darauf verteilen. Die beiseitegestellte Gemüsebrühe mit der restlichen Kurkuma vermengen und über den Salat geben. Mit den Mandelsplittern und den geschroteten Leinsamen bestreuen und servieren. Um die nussige Note des Rezeptes zu unterstreichen, kann zum Schluss noch etwas Kürbiskernöl über das fertige Gericht gegeben werden. Und dann heißt es: guten Appetit!

Für mich gibt es nur mehligkochende Kartoffeln

Zu den mir am häufigsten gestellten Fragen, gehört die Folgende: **»Wann, Herr Keller, benutzen Sie festkochende und wann mehligkochende Kartoffeln?«** Meine einfache Antwort darauf ist: Ich arbeite grundsätzlich nur mit mehligkochenden Kartoffeln. Festkochende Kartoffeln sind nur für faule Köche und Amateure erfunden worden! Warum? Weil man die um 11 Uhr vormittags schon kochen kann und sie dann bis 21 Uhr immer noch im Kochwasser herumliegen lassen kann und die Dinger immer noch »gut« aussehen. Ihnen fehlt einfach die Stärke, die sie gut schmecken und auch platzen lässt. Warum aber soll ich Kartoffeln essen, wenn das, was ihren Geschmack und ihren Nährwert ausmacht, überhaupt nicht vorhanden ist? Deshalb werden festkochende Kartoffeln gerne in Kantinen, Selbstbedienungstheken und überall da eingesetzt, wo sie stundenlang warmgehalten werden müssen. Dafür ist der Geschmack dann unterirdisch. Wer keine mehligkochenden Kartoffeln mag, sollte meiner Meinung nach besser gleich auf Reis umsteigen.

Kartoffeln sind für uns Deutsche das Grundnahrungsmittel schlechthin und stehen mengenmäßig mit einem Pro-Kopf-Verbrauch von fast 60 Kilo auf Platz eins der beliebtesten Gemüsesorten. Kartoffeln sind ausgezeichnete Lieferanten von Kohlenhydraten und machen lange satt. Sie enthalten viele Nährstoffe und so gut wie gar kein Fett. Beliebt ist die Kartoffel auch deshalb, weil sie von Pellkartoffeln über Bratkartoffeln, Pommes frites, Püree, Klöße oder Salat so vielfältig verwendbar ist. Idealerweise setzt man Kartoffeln gut gewaschen, ungeschält und unzerteilt in kaltem Wasser auf, weil sie dann deutlich mehr ihrer wertvollen Inhaltsstoffe behalten. Wenn das Wasser kocht, nach Bedarf salzen und auf kleiner Flamme gar köcheln lassen. Zeitersparnis in der Alltagsküche bedeutet immer vorausschauend handeln. Wenn Sie also das nächste Mal ein paar Peller aufsetzen, kochen Sie am besten gleich die doppelte Menge. Die restlichen Kartoffeln stellen Sie im Kühlschrank kalt. So werden auch die mehligkochenden Kartoffeln wieder fest und können dann zu Bratkartoffeln oder einem schönen Kartoffelsalat weiterverarbeitet werden.

Bei Kartoffeln, vor allem wenn sie mit Schale gegessen werden, empfehle ich den Griff zu Bio-Kartoffeln, die in der Regel auch ganz einfach besser schmecken. Apropos schmecken: Hier nun ein paar sehr bekömmliche Kartoffelgerichte.

Kartoffelrösti mit griechischem Joghurt und Seeteufel

Zutaten für 4 Personen

800 g Seeteufel

2 El Rapsöl

1 Bund Dill

Für die Kartoffelrösti

5 Kartoffeln, mehligkochend

2 Eier

2 El Petersilie (gehackt)

3 El Rapsöl

½ Zitrone

200 g griechischer Joghurt (10 % Fett)

Pfeffer

Salz

Muskatnuss

Für die Zubereitung dieses Gerichts müssen Sie mit etwa 40 bis 60 Minuten Zeitaufwand rechnen.

→ Für die Kartoffelrösti die Kartoffeln schälen, reiben (hier immer schön auf die Fingerkuppen aufpassen) und mit etwas frisch geriebener Muskatnuss, Salz, Pfeffer und gehackter Petersilie abschmecken. Dann die Eier hinzufügen und die Masse gut vermengen. Danach das Rapsöl in einer Pfanne erhitzen und pro Kartoffelrösti einen Esslöffel der Kartoffelmasse in das Fett geben, zu einem Fladen formen und von beiden Seiten goldbraun anbraten. Das überschüssige Fett mit Hilfe von Küchentüchern abtropfen lassen. Bevor aber die Rösti in der Pfanne brutzeln, bereiten wir den Seeteufel vor. Wenn der gerade nicht verfügbar ist, können als Alternative zum Beispiel auch Kabeljaufilets verwendet werden. Pro Person sollten etwa mit 140 Gramm Filet gerechnet werden. Den Seeteufel salzen und pfeffern und in einer heißen Pfanne im Rapsöl von beiden Seiten zwei Minuten kurz anbraten. Danach den Fisch im Backofen bei 170°C für 25 Minuten garen.

In der Zwischenzeit die Dillspitzen von den Stängeln entfernen und grob hacken. Nach der Garzeit den Seeteufel aus dem Ofen nehmen und von der Mittelgräte befreien und mit dem Zitronensaft würzen. Jetzt wird der Fisch zusammen mit den Rösti, dem Dill und dem griechischen Joghurt angerichtet und serviert.

Unbedingt beachten: Kabeljaufilet oder Skrei braucht nur einen Bruchteil der Garzeit. In der Pfanne kurz gebraten oder im vorgeheizten Backofen bei 120 Grad keine fünf Minuten, je nach Umfang und Dicke des Stücks.

Schnell, fein und lecker ist auch der warme Endiviensalat in einer knappen halben Stunde zubereitet. Ein tolles Wintergericht, zumal Endivien wesentlich mehr gesunde Inhaltsstoffe als viele andere Blattsalate enthalten, wie Vitamin C, einige B-Vitamine und Mineralien wie Kalium, Calcium und Phosphor. Endiviensalat ist also gerade in den Wintermonaten eine gute Wahl. Bei diesem Rezept werden die Kartoffeln heiß über den Endiviensalat gegeben, denn dadurch reduziert die Hitze die Bitterstoffe im Salat etwas.

Warmer Endiviensalat mit Kartoffel, Fenchelstreifen und Ei
Dazu grüner Tee

Zutaten für 4 Personen

450 g Endiviensalat

2 mittlere Kartoffeln, mehligkochend

½ Knolle Fenchel

2 Hühnereier

250 ml Fleischbrühe

1 El Olivenöl

½ Zitrone

Salz

Pfeffer

Kümmel

grüner Tee

→ Zunächst die Kartoffeln schälen und in Salzwasser garen. Währenddessen den Endiviensalat waschen und grob klein schneiden. Die noch heißen Kartoffeln mit Hilfe einer Kartoffelpresse über den Salat geben. Jetzt das Olivenöl, Zitronensaft, Salz und Pfeffer hinzufügen und alles gut vermengen. Danach die (kalte) Fleischbrühe unterrühren.

Nun die vier Eier anstechen, in kochendes Wasser geben und für vier Minuten weich kochen. Das Eiweiß sollte hierbei schon fest, das Eigelb noch etwas flüssig sein. In der Zwischenzeit die halbe Fenchelknolle nochmals halbieren und in feine Streifen schneiden. Die eine Hälfte unter den Salat mischen, die andere ohne Öl in einer Pfanne leicht anbräunen. Jetzt die Eier schälen, in eine kleine Schale geben und gut vermengen. Mit etwas Kümmel würzen und alles unter den Salat mischen.

Den Salat auf vier Teller verteilen. Den gerösteten Fenchel darüber geben und servieren. Dazu schmeckt ein grüner Tee besonders gut.

Kartoffelgratin mit Zucchinistreifen und geröstetem Wirsing
Zutaten für 4 Personen

Für das Kartoffel-Zucchini-Gratin

4 große Kartoffeln, mehligkochend

2 Zucchini

2 Eier

Muskatnuss

Salz

Pfeffer

200 ml Sahne

1 Liter Gemüsebrühe

Für den gerösteten Wirsing

600 g Wirsing

2 El Traubenkernöl (alternativ: Rapsöl)

50 ml Gemüsebrühe

→ Für das Gratin werden die Kartoffeln und Zucchini in feine Scheiben geschnitten und anschließend abwechselnd in eine feuerfeste Form geschichtet. Jetzt werden die Eier aufgeschlagen und mit einer Prise Salz, Pfeffer und frisch geriebener Muskatnuss gewürzt. Sahne und Gemüsebrühe hinzufügen und mit einem Schneebesen gut verquirlen. Diese Ei-Masse über die Zucchini-Kartoffel-Scheiben geben und bei 180°C im Ofen für 20 Minuten garen lassen.

Variante: Man kann die Sahne in diesem Rezept auch durch Kokosmilch ersetzen. Dadurch bekommt das Gericht eine besondere, leicht süßliche Note.

Für den gerösteten Wirsing wird der Wirsing zunächst schwimmend gewaschen und dann so aus dem Wasser gehoben, dass eventueller Sand im Wasser bleibt. Jetzt die Wirsingblätter trocken schütteln und in feine Streifen schneiden. Das Traubenkernöl in einer Pfanne erhitzen und die Wirsingstreifen darin goldbraun anbraten. Den fertigen Wirsing mit dem Kartoffel-Zucchini-Gratin anrichten und servieren.

Kartoffelsalat

Zutaten für 4 Personen

1½ kg	Kartoffeln mit Schale
1	Zwiebel
2 El	Traubenkernöl (alternativ: Rapsöl)
2 El	Weißweinessig oder Zitronensaft
	Salz
	Pfeffer
	Muskatnuss
200 ml	Wein oder Brühe
1	Bund Petersilie

→ Für unseren Kartoffelsalat nehmen wir vier, fünf Peller, die nach Möglichkeit die gleiche Größe haben sollten, damit sie auch zum gleichen Zeitpunkt gar sind. Die kochen wir mit etwas Salz schön langsam ab und die dürfen auch platzen, denn das ist eher ein Zeichen von Qualität. Dann lassen wir die Pellkartoffeln erst mal abkühlen, schälen sie und lassen sie am besten noch mal einen Tag stehen, damit sie wieder fest werden. Oder wir nutzen, weil wir vorausschauend geplant haben, die schon vom letzten Kartoffelgericht zurückgelegten Pellkartoffeln.

Wenn wir die Kartoffeln weiterverarbeiten, halbieren wir sie zunächst der Länge nach, teilen sie dann noch einmal quer und schneiden sie in dünne, etwa einen halben Zentimeter breite Scheiben, also bitte keine Bauarbeiterbohlen. Danach schälen und schnippeln wir Zwiebeln (und/oder Schalotten), vielleicht die schönen roten Zwiebeln – bitte keine Metzgerzwiebeln verwenden, die wurden nur für faule Säcke erfunden, damit man nicht so viel schälen muss – schmelzen sie in Raps- oder Traubenkernöl an. Bitte nicht braun werden

lassen. Jetzt kommt ein Schluck Weißweinessig dazu und neben Salz und etwas Pfeffer auch frisch geriebene Muskatnuss. Man kann auch mit etwas Zitronensaft arbeiten oder auch den Essig ganz weglassen und nur Zitronensaft verwenden – das ist reine Geschmackssache. Für mich aber gehört typischerweise der Essig dazu. Das alles mit Wein, Fleisch- oder Gemüsebrühe ablöschen und heiß über die Kartoffeln geben. Kartoffelsalat braucht reichlich Flüssigkeit, also im Verhältnis etwa drei Fünftel Kartoffeln und zwei Fünftel Flüssigkeit. Der Kartoffelsalat soll beim Verrühren richtig schmatzen. Danach sollte er zwei Stunden ziehen.
Vor dem Servieren noch mal abschmecken und mit etwas frischer Petersilie oder gehackten Gürkchen verfeinern.
Der Kartoffelsalat sollte immer sämig-cremig sein. Wenn es daran noch fehlt, nehmen wir den Pürierstab, pürieren in einer Ecke ein paar Kartoffeln zu Brei und rühren noch mal um.

Wir sehen, auch ein schöner Kartoffelsalat lässt sich im Handumdrehen herstellen und es ist absolut unnötig, den Fertigmist aus dem Supermarkt zu kaufen. **»Kommt auch Mayonnaise in den Kartoffelsalat?«** Das kommt darauf an, wo man lebt. In Norddeutschland wird gerne mit Mayonnaise gearbeitet, aber in Süddeutschland kommt das nicht in Frage– es sei denn, du willst deine Gäste ärgern.

Kohl – ein völlig unterschätztes Gemüse

Beim Thema Kohl muss ich doch noch mal ein paar Sätze ausholen, denn ähnlich wie bei der Graupe wurde dem Kohlgemüse lange Zeit nicht der Respekt in unseren Küchen zuteil, den es eigentlich verdient hat. Bestes Beispiel: Rosenkohl – davon essen wir in Deutschland im Durchschnitt pro Kopf gerade mal ein Pfund pro Jahr. Aktuell wird der Kohl ganz generell wieder stärker wahrgenommen und die wahren Qualitäten dieses Gemüses werden wieder häufiger in den Speiseplan integriert. Vom blähenden Arme-Leute-Essen, das man halt im Winter essen musste, weil es ansonsten wenig Gemüse gab, wandelt sich das Image gerade eher in Richtung Superfood. Gut so, denn Kohl enthält tatsächlich eine Vielzahl an Mineralien und Vitaminen, die der Körper eines Menschen vor allem gerade im Winter gut gebrauchen kann. Ob Grünkohl, Weißkohl, Brokkoli oder Rosenkohl – mit rund 100 Milligramm Vitamin C pro 100 Gramm verfügen alle diese Kohlsorten über doppelt so viel Vitamin C wie Zitronen oder Orangen. Darüber hinaus liefert der Kohl die Vitamine A, B, E und K, reichlich Kalium, Magnesium, Phosphor und doppelt so viel Kalzium auf 100 Gramm wie die gleiche Menge Milch. Das ist gut für die lahmen Knochen, für die Zähne, die Muskeln und das Herz. Also, liebe Veganer, speziell ihr solltet jede Menge Kohl essen, denn da steckt alles drin, was euch vor einer Mangelernährung schützt, zum Beispiel auch jede Menge guter Eiweißproteine.

Zum schlechten Kohl-Image hat natürlich sehr wahrscheinlich beigetragen, dass der Kohl bläht und übelriechende Begleiterscheinungen zuweilen nicht ausbleiben. Aber auch das ist eigentlich nur gut für unseren Darm, der von den vielen Ballaststoffen im Kohl gereinigt und entgiftet wird. Ein paar Kümmelkörner beim Kochen oder zum Essen sind hier ja das bekannte Gegenmittel. Ein weiterer Tipp: Beim Kochen ein wenig Natron ins Wasser geben, das rundet den Kohlgeschmack ab.

Tatsächlich wurde dem Kohl ja auch in der alten Volksmedizin und Naturheilkunde heilende Wirkung nachgesagt, bei der Wundbehandlung, gegen Gelenkschmerzen und nicht zuletzt in der Seefahrt in Form von Sauerkraut zur Vorbeugung gegen Skorbut. Ich konnte früher nie verstehen, wie man rohes Sauerkraut essen kann. Wir hatten zu Hause diesen großen Holzbottich und wenn die Oma Sauerkraut angesetzt hatte, musste ich als Kind einmal in der Woche die Steine und Holzbretter rausnehmen und mit heißem Wasser saubermachen, das schaumig gegorene Wasser abschöpfen und auf den Mist werfen und alles wieder einsetzen. Das hat so vier bis fünf Wochen gedauert, bis das Sauerkraut fertig war. Wir haben auch mehrfach gewaschen und dann wurde es mit Fleisch- oder Gemüsebrühe gekocht. Zusammengefasst lässt sich festhalten: Kohl in jeder Form liefert viel Inhalt bei wenig Kalorien.

Mein Winterkohl-Gemüseteller ist eine feine Sache und ein schönes Beispiel dafür, wie wir uns (rezept)frei in der Küche bewegen können. Einfach mal in den Kühlschrank schauen, was gerade da ist an unterschiedlichen Kohlsachen. Zum Beispiel Kohlrabi: Die schneide ich wie Pommes frites in schöne Stücke, wälze die kurz in Olivenöl, setzte sie aufs Blech und schiebe sie bei 180 Grad in den Ofen. Das gleiche mache ich mit Blumenkohl, den man in kleinere Kohlröschen teilen kann, mit Selleriestückchen oder Lauchringen. Das Einzige, was ich in der Pfanne brate, ist der Rosenkohl. Der wird zuvor gewaschen, geschält und kurz blanchiert, kommt dann mit Traubenkernöl in die Pfanne und wird gebraten, bis er richtig braun ist und auch nicht mehr so rosenkohlig schmeckt. Zum Schluss lösche ich ihn mit ein wenig Orangensaft ab und das ist der Mittelpunkt meines Winter-Kohlgemüsetellers.

Beim Rosenkohl scheiden sich die Geister. Die einen schätzen ihn, die anderen lehnen ihn grundsätzlich ab. Das liegt vor allem an den Bitterstoffen, die halt nicht jeder mag. Schade eigentlich, denn

Rosenkohl zählt zu den ballaststoffreichsten Kohlsorten und ist ein großartiges und gesundes Gemüse, das gerade im Winter unser Immunsystem aktiviert und entzündungshemmend wirkt. Was die Bitterstoffe betrifft, gilt für den Rosenkohl: Je später er geerntet wird, umso mehr Zucker hat er eingelagert, was seinen Geschmack erheblich verbessert. Meine Oma hat den Rosenkohl immer zwischen unseren Reben angepflanzt und da blieb er stehen, bis der erste Frost da war. Die Kohlröschen sahen dann zuweilen schon etwas verhutzelt aus und es machte mehr Arbeit beim Schälen und Putzen, aber Oma hatte recht, sie schmeckten wirklich lecker und waren leichter zu verdauen. Wenn Sie das mal ausprobieren wollen, legen sie die Dinger einfach mal für 20 Stunden in die Tiefkühltruhe. Farblich sieht der Rosenkohl dann weniger gut aus, schmeckt aber noch besser. Beim Einkauf von Rosenkohl immer darauf achten, dass die Röschen noch fest und die äußeren Blätter eng anliegen und schön grün sind.

Gerösteter Rosenkohl mit Alblinsen

Zutaten für 4 Personen

600 g Rosenkohl

300 g Alblinsen

1 l Gemüsebrühe

2 Schalotten

1 mittelgroße Karotte

200 g Knollensellerie

Salz

Pfeffer

2 El Rapsöl

2 El Honig

Chiliflocken

1 Orange, Abrieb

→ Die Rosenköhlchen werden geputzt, das heißt, die Stängel und äußeren Blätter werden entfernt und leicht von unten über Kreuz eingeschnitten zum besseren und schnelleren Angaren. Danach den Rosenkohl in gesalzenem Wasser circa 12 Minuten blanchieren. Eine Messerspitze Natron im Kochwasser reduziert den kohligen Geruch und sorgt für bessere Verträglichkeit.

Die Alblinsen gehören auch zu den lange vergessenen Gemüsesorten und galten seit den 1960er-Jahren lange als quasi »ausgestorben«, weil sie hier nicht mehr angebaut wurden. Erst Anfang dieses Jahrhunderts wurden die Alblinsen wiederentdeckt, weil sie wie alle Hülsenfrüchte reich an pflanzlichen Proteinen und Mineralien sind und deshalb gerade bei einer veganen oder überwiegend vegetarischen Lebensweise als Proteinlieferanten regelmäßig auf den Teller gehören.

→ Die Alblinsen verfügen über einen intensiven, nussigen Geschmack und müssen nicht eingeweicht werden. Unter fließendem Wasser waschen und dann direkt in der Gemüsebrühe für rund 30 Minuten garen. Während die Linsen köcheln, Sellerie und Karotten schälen und würfeln und die Schalotten fein schneiden. Wenn die Linsen fast gar sind, Sellerie und Karotten dazugeben. Erst zum Schluss die Schalotten hinzufügen und kurz mitgaren lassen. Mit Pfeffer und Salz abschmecken.
Jetzt das Rapsöl in einer Pfanne erhitzen, den Honig zugeben und den Rosenkohl darin karamellisieren. Chiliflocken nach Geschmack hinzufügen und alles goldbraun anrösten lassen. Erst kurz vor dem Servieren den Orangenabrieb hinzufügen. Die Linsen in einen tiefen Teller geben und den Chili-Rosenkohl darauf drapieren. Dann sofort servieren.

Noch ein Tipp: Bei meinem letzten Amerika-Besuch habe ich fest-gestellt, dass die Amis jetzt auch total auf Rosen- und Grünkohl abfahren. Vor zehn Jahren gab es hier einfach keinen Rosenkohl und jetzt kostet dort so ein Netz mit vielleicht einem Pfund rund 18 Dollar. Die spinnen halt, die Amis. Auch Grünkohl ist dort gerade extrem hip und hat mich zu einer Idee inspiriert: Ich rupfe die Blätter vom Grünkohl von den Stielen (die kriegen meine Hasen), wasche und trockne die Grünkohlblätter und lege sie dann auf ein Backblech, das mit 180 Grad in den Ofen kommt. Dann trocknen die Blätter einfach aus (Bitte aufpassen, dass sie nicht verbrennen!) und fühlen sich danach wie Chips oder Papier an. Das schmeckt nicht nur, sondern sieht beim Anrichten auf dem Teller toll aus. Ist eine super Variante zum verkochten Grünkohl, zu dem man hinterher ja immer einen Schnaps braucht.

Gratinierter Blumenkohl auf Kartoffelpüree

Zutaten für 4 Personen

700 g Kartoffeln, mehligkochend

600 g Blumenkohl

7 Walnüsse

100 g Bergkäse oder Schweizer Käse (nicht zu lange gereift)

Muskatnuss

2 El geschrotete Leinsamen

Salz

Pfeffer

3 El Butter, Zimmertemperatur

Der Blumenkohl, ob nun weiß, rot oder violett, ist wie alle Kohl-sorten nicht nur sehr werthaltig, sondern in der Küche ein echter Allrounder. Die Zubereitungsmöglichkeiten kennen praktisch keine Grenzen, weshalb er in jeder Alltagsküche als variantenreiches

Gemüse einen festen Platz haben sollte. Man kann ihn roh essen, kochen oder dünsten, als Eintopf oder Auflauf zubereiten und natürlich überbacken.

→ Für unser Rezept werden zunächst die Kartoffeln geschält und in Salzwasser gegart. Der Blumenkohl wird vom Strunk und den grünen Blättern befreit und dann für etwa zehn Minuten im Salzwasser blanchiert. Beim Abgießen bitte etwas vom Kochwasser auffangen und zur Seite stellen, das brauchen wir später noch. Danach die Walnüsse fein hacken. Wenn die Kartoffeln weichgekocht sind, diese fein stampfen und die Butter hinzufügen.

Ich benutze für ein locker und luftiges Püree natürlich den Kartoffelstampfer. Hier ist Handarbeit angesagt und nicht etwa ein Handmixer, der die schönsten Kartoffeln nur in eine klebrige Püree-Pampe verwandelt. Um das von Hand gestampfte Püree cremiger zu bekommen, kann man etwas angewärmte Sahne oder Milch beifügen. Wenn das Püree die Wunschkonsistenz erreicht hat, mit Salz, Pfeffer und Muskatnuss abschmecken.

→ Jetzt bringen wir die restliche Butter in einer Pfanne zum Schmelzen und löschen sie mit etwas von dem beiseitegestellten Blumenkohlwasser ab. Dann den Blumenkohl in die Pfanne geben, kurz anschwitzen lassen und die Wahlnüsse hinzufügen. Alles zusammen goldbraun anrösten und zum Schluss die Leinsamen dazugeben.
Nun das Kartoffelpüree auf den Tellern anrichten und den Walnuss-Blumenkohl drauf drapieren. Etwas Bergkäse über das Gericht reiben und im Ofen oder Salamander kurz gratinieren lassen.

Sellerie – weit mehr als nur ein Suppengemüse

Es liegt an seinem kräftigen Aroma, dass der Sellerie – ob nun als Knolle oder Stange – bei vielen vor allem als Suppengemüse abgespeichert ist. Aber auch dieses Wurzelgemüse, das unseren Stoffwechsel anregt, ist vielseitig verwendbar, vom deftigen Eintopf bis zum feinen Selleriepüree. Hier zwei einfache Rezepte zum Thema Sellerie.

Knollensellerie-Gratin mit Rote-Bete-Salat
Zutaten für 4 Personen:

Für das Knollensellerie-Gratin

100 g Risotto-Reis

⅛ l frische Milch

⅛ l Wasser

300 g Knollensellerie

80 g Parmesan

Für den Rote-Bete-Salat

400 g Rote Bete

Kümmel

10 g Salbei

1 El Honig

1 Tl Apfelessig

Salz

→ Für das Knollensellerie-Gratin waschen wir den Risotto-Reis zunächst gut und bringen ihn mit der Milch und dem Wasser zum Kochen. Etwas salzen. Jetzt schälen wir den Knollensellerie, würfeln ihn fein und geben ihn zum Reis. Dann können wir den Parmesan reiben. Wenn der Reis bissfest gegart ist, wird alles püriert. Das Püree in eine feuerfeste Form geben, mit dem Parmesan bestreuen und bei Oberhitze fünf bis zehn Minuten gratinieren lassen.

Auch die Rote Bete, die zu den Wintergemüsen zählt und in der Regel von September bis März Saison hat, kann viel Gutes zur Gesunderhaltung unseres Körpers beitragen. Sie stärkt unter anderem die Sehkraft und unterstützen den Knochenaufbau sowie die Blutbildung.

→ Für unseren Rote-Bete-Salat garen wir die Rüben zunächst in etwas Wasser. Das Wasser nicht salzen, da es den Roten Beten die Farbe entzieht. Nach dem Garen (das Kochwasser beim Abseien auffangen) schälen wir die abgekühlten Rüben (dabei zieht man am besten Küchen- oder Einweghandschuhe an, um sich keine »blutigen« Finger zu holen) und schneiden die Rote Bete in kleine Würfel. Jetzt vermischen wir den Honig mit dem Apfelessig. Den Kümmel gut mörsern und den Salbei fein hacken. Beides zur Honig-Apfelessig-Mischung geben, etwas vom Kochwasser und die Rote-Bete-Würfel hinzufügen und alles gut vermengen. Dann den Rote-Bete-Salat zusammen mit dem Knollensellerie-Gratin anrichten und servieren.

Staudensellerie-Suppe mit Safran

Zutaten für 4 Personen:

200 g Staudensellerie

1 l Gemüsebrühe

1 cm Ingwerwurzel

120 g Petersilienwurzel

200 g Navetten (oder »Mairübchen«), entspricht 3 Knollen

80 g Graupen

30 g Petersilie

20 g Thymian

4-5 Fäden Safran

→ Für die Suppe schälen und würfeln wir zunächst die Mairübchen und die Petersilienwurzel. Dann lassen wir die Graupen in der Gemüsebrühe gemeinsam mit den gewürfelten Navetten und der Petersilienwurzel bissfest garen. In der Zwischenzeit den Staudensellerie waschen, grob schneiden und zu den übrigen Zutaten in den Topf geben. Alles zusammen lassen wir weiter garen und erst zum Schluss geben wir den Thymian und die fein gehackte Petersilie mit dem Safran dazu. Sofort servieren. Dazu passt etwas Weißbrot.

Eier

Zum Thema Eier muss ich noch was loswerden, was mir besonders wichtig ist. Auf Reisen kommt man im Hotel heute nicht mehr am Frühstücksbuffet vorbei. Zu den furchtbarsten Dingen, die man dort finden kann, zählen für mich die sogenannten »Rühreier«, die ich noch nicht mal meinen Schweinen servieren würde. Das muss man einfach so krass sagen und keiner sollte denken, dass diese Rühreier noch liebevoll von Hand gerührt werden. Die kommen in der Regel auch aus der Tetra-Tüte und ich empfehle nur: Essen Sie niemals so etwas. Wählen Sie ein gekochtes Ei, dann wissen Sie wenigstens, dass es sich hierbei noch um ein echtes Ei mit Schale handelt, auf der man an der aufgestempelten Nummer auch noch den Qualitätsstandard ablesen kann.

Leichtes Rührei mit frischem Kerbel und Kurkuma-Karottengemüse

Zutaten für 4 Personen

1 El Kurkuma

3 El Olivenöl

Salz

1 Tl Senfkörner

1 Prise Zucker

5 Karotten

4 Eier

1 Bund Kerbel (frisch)

→ Für unser Rührei vermischen wir zunächst mal 250 Milliliter Wasser mit unserem Kurkumapulver (wahlweise kann man auch frische Kurkuma durch die Knoblauchpresse quetschen), 2 Esslöffel Olivenöl, Salz und einer Prise Zucker.

Die Senfkörner werden im Mörser zu Pulver verrieben und dazugegeben. Dann Karotten schälen, in Scheiben schneiden, das Gewürzwasser zum Kochen bringen und die Karotten darin für etwa sieben bis neun Minuten bissfest garen lassen. Dann die Karotten abseihen und das Kochwasser dabei auffangen. Den Sud auf dem Herd um zwei Drittel einreduzieren. Nun die Eier aufschlagen, mit etwas Salz abschmecken und mit dem Schneebesen schaumig rühren. Den Kerbel waschen, die Blätter von den Stängeln zupfen und mit der Eiermasse verrühren.

Jetzt erhitzen wir in einer Pfanne 1 Esslöffel Olivenöl und geben unser Ei-Kerbel-Gemisch hinein. Das Ei kurz und nur leicht stocken lassen, mit einem Pfannenwender dabei gut verrühren. Schnell aus der heißen Pfanne kippen, weil es sonst zu fest wird. Das fertige Rührei mit dem Karottengemüse anrichten, mit dem einreduzierten Gewürzsud begießen und sofort servieren.

Kochen mit frischen und unverarbeiteten Zutaten macht Spaß und mit meiner kleinen Rezeptauswahl möchte ich zeigen, dass sich das im Alltag auch ohne großen Arbeits- und Zeitaufwand bewerkstelligen lässt. Und lasst euch bitte auch von dem ganzen TV-Kochzirkus nicht verrückt machen. Hier werden gerne übermotivierte Hobbyköche zu Höchstleistungen animiert und jedes kleine Essen als echter Stresstest inszeniert. Alles Blödsinn! Zumal bekannt ist, dass die regelmäßigen Kochshow-Zuschauer gerade die sind, die am wenigsten selbst kochen. Das folgende Rezept macht tatsächlich etwas mehr Arbeit, dafür lohnt es sich aber!

Basmatireis-Kuchen mit integrierten Gemüsewürfeln und Joghurt

Zutaten für 4 Personen:

300 g Basmati-Reis

150 g Apfel

90 g Karotten

1 mittlere Kartoffel, mehligkochend

100 g Erbsen

80 g Fenchel

1 cm Ingwerwurzel

20 g Petersilie

2 El Traubenkernöl

Salz

Pfeffer

125 g Joghurt

4 Medjool-Datteln

→ Zunächst den Reis mindestens dreimal gut in reichlich kaltem Wasser waschen und anschließend für etwa 30 Minuten in gesalzenes kaltes Wasser einlegen, um diesen leicht anquellen zu lassen. Im Anschluss das Wasser abschütten und den Reis in leicht gesalzenem Wasser bissfest garen lassen. In den fertigen Reis kleine Löcher drücken und beiseitestellen, damit er besser ausdampfen kann.

In der Zwischenzeit Äpfel, Kartoffeln und Karotten schälen und in feine Scheiben schneiden. Kartoffelscheiben bleiben so, weil wir sie später zum Abdecken des Bodens brauchen, die anderen Zutaten nun in Streifen schneiden. Beim Fenchel auf die äußeren Blätter verzichten (die können zum Beispiel für Gemüsebrühen, Bratgarnituren verwendet werden) und die inneren Blätter auch in feine Würfel schneiden. Ideal ist eine Würfelgröße von circa drei bis vier Millimetern.

Jetzt in einer Pfanne einen Esslöffel voll Öl erhitzen und den Fenchel sowie die Karottenstreifen darin leicht anschwitzen lassen. Den frisch geriebenen Ingwer, die Erbsen und die Apfelstreifen etwas später hinzufügen.

Dann die Kartoffelscheiben in einem Topf, der sich gut stürzen lässt, mit dem restlichen Öl goldgelb anbraten und gut über den Topfboden verteilen. Den ausgekühlten Reis auf die Kartoffeln geben und festdrücken. Dabei den Reis auch an die Seitenwände hoch verteilen, sodass eine halbrunde Kuhle entsteht. Die Apfel-Gemüse-Mischung zusammen mit der Petersilie in die Kuhle geben. Die Datteln hinzufügen und den Reis vom Rand über das Gemüse streichen, sodass eine gleichmäßige Reis-Fläche entsteht und das Gemüse komplett bedeckt ist.

Den Topf noch mal bei kleiner Hitze abgedeckt für etwa fünf Minuten auf dem Herd lassen und anschließend bei 180°C für 20 Minuten im Ofen backen. Den fertigen Kuchen aus dem Topf stürzen und auf dem Tisch dann in Stücke schneiden. Die Kartoffelkruste sollte goldgelb und kross sein. Einen hochwertigen Joghurt, am besten mit vollem Fettgehalt, dazu servieren.

Zum Abschluss eines jeden guten Essens gehört ein kleines Dessert. Hier also ein leckerer Vorschlag:

Gebackene Banane mit dunkler Schokolade

Zutaten für 4 Personen

4 El Milch

180 g dunkle Schokolade (möglichst mit 70% Kakaoanteil)

4 Bananen

2 El Honig

1 cm Ingwerwurzel

220 g Preiselbeeren

→ Die Bananen der Länge nach halbieren und die Hälften dann noch einmal in der Mitte teilen. Die Schokolade im Wasserbad zum Schmelzen bringen und im Anschluss mit der Milch verrühren. Jetzt den Honig in einer Pfanne erhitzen und flüssig werden lassen. Die Bananenviertel darin goldgelb karamellisieren lassen. Das wars auch schon. Nun die karamellisierten Bananen auf den Tellern anrichten, mit der geschmolzenen Schokolade übergießen und mit den Preiselbeeren anrichten. Dann noch etwas gehobelten Ingwer auf die Schokoladen-Bananen geben und servieren.

Mit Wasser kochen nur die ANDEREN

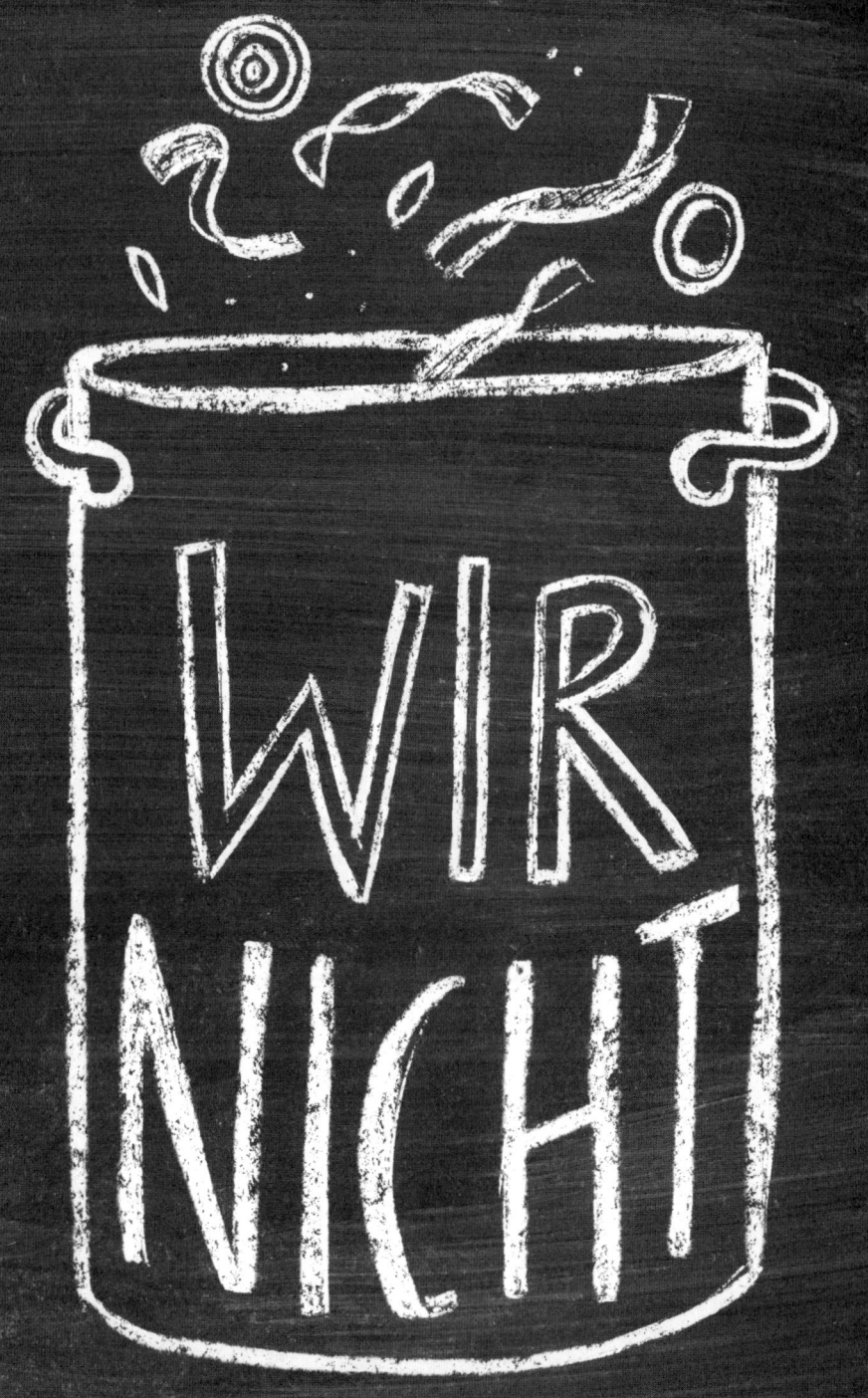

Kürzlich bin ich an irgendeinem Bahnhof durch den Zeitungs- und Bücherladen gebummelt und dabei ist mir wieder mal aufgefallen, wie unendlich viele Magazine und Bücher zum Thema Kochen und Ernährung angeboten werden. Da dachte ich für mich, unser Umgang mit dem Essen ist doch wirklich verrückt. Auf der einen Seite wird erbittert zwischen Veganern, Vege-, Flexi- oder Sonstwietariern gestritten, was nun der beste Weg zu einer optimalen Ernährung ist, und man könnte das Gefühl haben, die eigene Ernährung war den Leuten noch nie so wichtig wie heute. Und gleichzeitig wird stetig mehr Industrie- und Fast-Food reingestopft. Das passt einfach nicht zusammen. Mir kommt es oft so vor, als würden beim Essen Kopf und Bauch bei vielen von uns auf ziemlich getrennten Wegen unterwegs sein. Wir wissen viel und essen dauernd das Falsche. Irgendwas ist da in den letzten 20, 30 Jahren gründlich schiefgelaufen. Essen gibts bei uns heute zwar an jeder Straßenecke, doch leider oft in unterirdischer Qualität. Wir essen ständig im Vorbeigehen oder nebenbei und verlieren dabei komplett die Übersicht darüber, was wir da so alles in uns reinschaufeln. Unser Essen ist in Kochshows und auf Hunderten Blogs auf allen Social-Media-Kanälen ein mediales Dauerthema, nur die konkrete Mahlzeit verlieren wir dabei aus dem Blick. Mit all den schon beschriebenen Folgen. **»Aber Herr Keller, ich verstehe ja Ihre Kritik, doch was soll ich als Einzelner denn dagegen tun?«** Meine Standardantwort auf diese oft gestellte Frage ist: Wir sollten weder das Kochen noch das Denken anderen überlassen. Selbst kochen führt Kopf und Bauch, Hirn und Herz wieder zusammen.

Auch wenn ich mit dem Auto auf deutschen Autobahnen unterwegs bin, kann ich mich tierisch aufregen. Damit meine ich jetzt nicht die vielen Baustellen, Staus oder die Fahrkünste der anderen Verkehrsteilnehmer, sondern das gastronomische Angebot auf unseren Raststätten, die mehr und mehr von Fast-Food-Läden dominiert werden. Auch das ist eigentlich eine skandalöse Unverschämtheit, denn die Leute werden geradezu gezwungen, diesen Mist zu fressen und zu Suchtkranken erzogen. Wissenschaftler haben herausgefunden, dass in Zucker und Fett das gleiche Suchtpotenzial steckt wie in Heroin. Der einzige Ausweg ist auch hier: Wir müssen auch unterwegs und auf Reisen wieder zu Selbstversorgern werden. Bevor ich zu einer längeren Fahrt starte, packe ich mir beispielsweise als Minimum immer meine Notfallration ins Auto, ein großes Glas mit einer selbst zusammengestellten Studentenfutter-Mischung aus verschiedenen Nusssorten, Mandeln und Rosinen (auch das spart Geld und schmeckt besser als die Fertigmischungen aus dem Supermarkt). Ansonsten sind Obst und ein paar gute Stullen immer die bessere Verpflegung als Burger, Pommes oder eine Currywurst von fragwürdiger Herkunft und Konsistenz.

Mit meinen Rezeptvorschlägen im vorherigen Kapitel wollte ich zeigen, wie schnell und einfach man mit frischen und unverarbeiteten Lebensmittel in der Küche arbeiten kann und dass der Verzicht auf Fleisch kein Genussverzicht sein muss – was ja nicht heißt, dass man zu jedem dieser Gerichte nicht auch eine Fleischbeilage kombinieren kann, wenn man gerade Bock darauf hat. Jetzt möchte ich auf ein paar Kochgrundlagen zu sprechen kommen, die einfach wichtig sind, gerade wenn wir zu Hause in unserer Küche als Freestyler unterwegs sind. Hat man nämlich erst einmal ein paar Basics und organisatorische Kniffe verstanden, sorgt das erst für die echte Freiheit in der Küche und beschleunigt die Abläufe rasant.

Die Floskel »Die anderen kochen auch nur mit Wasser« wird ja in der Regel benutzt, um Mitmenschen Mut zu machen, wenn sie vor einer neuen oder schwierigen Herausforderung stehen. Um Ihnen die Angst vorm Kochen zu nehmen und Sie zur Lust am selbst produzierten Genuss zu motivieren, müssen wir diesen Spruch allerdings modifizieren. Denn in der Küche heißt eine wichtige Regel: Wir kochen so wenig wie möglich mit Wasser.

Warum? Weil es doch beim Kochen immer um Geschmack geht. Wie Wasser schmeckt, wissen wir. Wenn wir aber Geschmack wollen, ohne zu überwürzen, dann sollten wir auch von Anfang an mit Geschmack kochen, womit wir zur Abteilung Brühen, Fonds und Soßen kommen.

Gemüsebrühe

Eine selbst gemachte Gemüsebrühe sollte man eigentlich immer griffbereit haben, denn die ist ja nun wirklich einfach herzustellen. Die simpelste Form – fangen Sie doch einfach das Kochwasser auf, in dem Sie Ihre Karotten oder Spargel gekocht haben, und schon haben Sie eine einfache Brühe, die zugegeben etwas fad und eintönig schmecken dürfte, aber Hauptsache, es schmeckt nicht mehr nach Wasser. Man kann dafür auch nur die Schalen benutzen. Wenn man beispielsweise einen Gemüsetopf oder ein schönes Schmorgemüse macht und muss dafür das Gemüse schälen – die Schalen nicht einfach wegwerfen, sondern rein in den Topf und ganz nebenbei wieder einen kleinen Gemüsefond aufgesetzt. So fangen nachhaltiges Kochen und eine gute Rundumverwertung unserer Lebensmittel an und sind in einer halben Stunde erledigt, wenn es nur die Schalen sind. Mit ganzem Gemüse, das wir vielleicht auch noch essen wollen, dauert es eben etwas länger. Über die genaue Garzeit entscheidet immer der Koch und wenn der das Gemüse bissfest mag, kommt es eben etwas früher raus.

Wenn ich eine neue Gemüsebrühe ansetze, denke ich über zwei Dinge nach: Erstens, welches Gericht will ich möglicherweise aus dem gekochten Gemüse anrichten? Dann wähle ich die Zusammenstellung des Gemüses gezielt aus und wasche, putze und schäle es vorher gründlich. Und zweitens schaue ich im Kühlschrank nach, was gerade weg muss – und da lässt sich im Prinzip alles verwerten, was grün ist. Das kennen wir doch alle, wenn im Kühlschrank von allem und jedem nichts Ganzes und nichts Halbes mehr zu finden ist. Bevor uns das vergammelt – und nicht jeder hat wie ich Hasen, Schweine und einen großen Misthaufen hinterm Haus – kommt das alles rein in den Topf. Die Gemüsebrühe ist also ein wunderbares Mittel der Resteverwertung und wird gleichzeitig zu einem nach- wie werthaltigen Geschmacksverfeinerer in unserer Küche.

Nehmen wir jetzt zum Beispiel Petersilienwurzel, Karotten, Navetten und Sellerie, waschen und putzen das Gemüse und geben es in einen Topf mit kaltem Wasser. Die Grundwürzung ist dabei ganz ähnlich wie bei einer Fleischbrühe, also ein Lorbeerblatt, Nelken, Pfefferkörner (am besten die schon leicht angedetschten) und dazu sehr wenig Salz. Mit dem Salz am Anfang immer sehr vorsichtig sein! Dann kann man frische Kräuter wie Thymian, Rosmarin oder Majoran dazugeben, das hängt auch von der Jahreszeit oder davon ab, was gerade im Haus verfügbar ist. Die selbst gemachte Gemüsebrühe kann, wird und soll auch jedes Mal anders schmecken und genau das ist toll, denn so verändern sich auch immer wieder die geschmacklichen Nuancen von allen Gerichten, die ich mit meiner Brühe zubereite und verfeinere.

Was ganz wichtig ist: Damit die Brühe eine schöne Farbe erhält, nimmt man eine Zwiebel und schneidet sie in der Mitte durch. Dann legt man die Zwiebelhälften mit den Schnittflächen nach unten in eine gusseiserne Pfanne oder auch direkt auf die Herdplatte und lässt sie richtig schwarz einbrennen. In der Zwiebel und in ihrem Saft ist nämlich Zucker enthalten, der an Schnittflächen karamellisiert. Die grösteten Zwiebelhälften geben wir zum Gemüse in den Topf und das gibt der Gemüsebrühe dann eine schöne bernsteinartige Farbe. Mal so übern Daumen: Wenn man zwei Liter Brühe macht, braucht man ungefähr eine große Zwiebel. Von so einer leckeren Gemüsebrühe, die man produzieren kann, wenn man gerade etwas

Zeit hat, sollte man immer eine Flasche im Kühlschrank haben. Warum? Weil ich dann immer – auch wenn es superfix gehen muss – einen Vorsprung in Sachen Geschmack habe.

Wenn ich mir als Beispiel eine schnelle Pasta zubereiten möchte, dann brauche ich für eine einfache Tomatensoße ein paar Tomaten, Zwiebeln und etwas Majoran. Die Zwiebeln schälen wir, schneiden sie in kleine Würfel und geben sie zum Anschmelzen mit etwas Olivenöl in eine Pfanne. Die Tomaten werden gewaschen und gewürfelt, wobei die Strunkreste und die kleinen Tomatenkerne vorher entfernt werden. Wenn ich es vornehm machen will, kann ich die Tomaten vorher enthäuten. Dann schmelzen wir die Tomaten mit den Zwiebeln zusammen an. Und mit was lösche ich die Zwiebel-Tomaten-Mischung ab? Natürlich mit meiner Gemüsebrühe. Dabei immer vorsichtig die Brühe zuführen und nicht zu viel davon, denn es soll ja eine eher dicke Soße werden.

Das gleiche gilt, wenn wir uns eine Beinscheibe machen, also beispielsweise ein Ossobuco. Das wird ja auch mit der kompletten Garnitur und allen Gewürzen angebraten und dann muss ja irgendwann Flüssigkeit dran. Wenn wir das jetzt nur mit Weißwein ablöschen, haben wir zu viel Säure, geben wir Wasser dazu, verlieren wir an Geschmack. Also nehmen wir zum Ablöschen eine Gemüse- oder Fleischbrühe.

Meine Spareribs koche ich zunächst auch in einer Gemüsebrühe und grille sie dann im Ofen knusprig. Die Brühe verwende ich immer mehrfach. Das heißt, ich lasse sie kalt werden und schöpfe oben das Fett ab. Wenn ich die vier-, fünfmal benutzt habe und kalt werden lasse, kann ich den Topf stürzen und habe Gelatine. Im Winter produziere ich daraus auch gerne mein Vogelfutter selbst. Denn die Meisenknödel aus dem Supermarkt möchte ich den Vögeln nicht zumuten – riechen Sie mal daran, dann verstehen Sie, was ich meine.

Übrigens: Fertiges Instant-Gemüsebrühepulver ist vielleicht praktisch für schnelle Suppen oder Brühen. Doch meistens steckt da gar nicht viel Gemüse drin. Sattdessen finden wir vor allem Salz und Glutamat in der Zutatenliste und außerdem Palmöl, Zucker und Aromastoffe. Das Bundesinstitut für Risikobewertung und die Deutsche Gesellschaft für Ernährung halten den gelegentlichen Verzehr zwar für ungefährlich. Verbraucherzentralen aber raten vom häufigen Verzehr ab. Deshalb: Immer einen Vorrat an Gemüsebrühe selbst kochen.

Fleischfond

Das Prozedere zur Herstellung einer Fleischbrühe ist eigentlich immer gleich, egal, ob wir dafür nun Huhn, Rind, Kalb oder Wild verwenden. Es geht darum, die für uns wertvollen Nährstoffe aus Fleisch und Knochen sowie möglichst viel Geschmack in die Flüssigkeit zu transformieren, und das braucht seine Zeit. Der legendäre Auguste Escoffier war dafür berühmt, dass er seinen Kalbsfond aus ganzen Haxen gekocht hat. Das geht zwar und man kann das Fleisch dann ja auch essen, aber das ist natürlich viel zu teuer, denn unsere Alltagsküche ist ja kein Sterneladen. Wir besorgen uns für einen Kalbsfond eher ein paar Kalbsknochen, vom Rücken oder von den Rippen gesägt.

Für einen Rinderfond nehmen wir Waden-, Brust- oder Rippenfleisch – je nach Größe des zu bekochenden Haushalts so ab rund zwei Kilogramm aufwärts – und genau dafür brauchen wir jetzt unseren großen Topf. Neben dem Fleisch benötigen wir reichlich Gemüse wie Karotten, Sellerieknolle, Petersilienwurzel, Navetten, Lauch und Zwiebeln. (Auch das kann variieren, je nach Saison und Kühlschrankbestand.) Die Karotten werden geschält und in Stücke geschnitten, den Lauch schneiden wir der Länge nach auf, waschen ihn gut und schneiden das sehr Dunkelgrüne weg. Dann binden wir den Lauch mit Küchenfaden zusammen, damit er uns nicht auseinanderfällt. Die Gewürze wie weiße Pfefferkörner, Koriander- körner, ein wenig Nelken, Lorbeerblätter, Fenchelsamen und etwas Kardamom zerkleinern wir im Mörser und füllen sie am besten in ein Stoff- oder Papierbeutelchen (aus dem Teegeschäft). Das ist vor allem dann besser, wenn wir die Fleisch- und Gemüsezutaten unserer Rinderbrühe noch weiterverwenden und zu unterschied- lichen Gerichten verarbeiten wollen. Spart das zeitaufwändige Entfernen der mitgekochten Gewürze. Beim Salz – für die Brühe können wir ein grobes Meersalz verwenden – wie immer vorsichtig, sein und es kommt auch erst nach dem Ankochen der ganzen Zutaten zum Einsatz.

Faustregel beim Salz: Pro Liter Flüssigkeit maximal zwölf Gramm – nachsalzen können Sie immer. Mit Salz sollte man aber grundsätzlich vorsichtig umgehen. Zur Verfeinerung können wir am Schluss auch mit Fleur de Sel arbeiten – das schmeckt super.

Wenn wir Fleisch und Gemüse zeitgleich aufsetzen und das Gemüse weiterverwerten wollen, holen wir es zum passenden Garzeitpunkt aus dem Topf – ob bissfest oder schön weich ent- scheidet der Koch, und das hängt auch davon ab, was wir damit machen wollen. Das Fleisch köchelt langsam weiter weich, aber nicht sprudelnd, sondern immer nur kurz vorm Siedepunkt simmern. Unsere modernen Feuerstellen können wir ja glückli- cherweise punktgenau temperieren.

Wenn wir so ein schönes Stück mit Knochen haben, dann sollte sich der Knochen einfach herausziehen lassen, wenn das Fleisch richtig weichgekocht ist. Zur Kontrolle kann man die Fleischstü- cke auch mal aus dem Topf herausnehmen. Wenn man jetzt mit einem Messer an der dicksten Stelle bis zur Mitte hineinsticht und es fließt noch auch nur leicht rötliche Brühe heraus, dann ist es noch lange nicht fertig – es muss ganz klar herausfließen.

Das kann schon mal ein paar Stunden dauern und es hängt ja auch vom Alter der Tiere und dem vorherigen Reifegrad des verwendeten Stückes ab. Beim Kochen oder Schmoren kann man eine lange Garzeit immer positiv bewerten. Gerade Stücke von älteren Tieren bringen da einfach deutlich mehr Geschmack und Kraft in das Ganze.

Hühnerbrühe

Die Hühnerbrühe oder -suppe wird schon seit Jahrhunderten als bewährtes Haus- und Heilmittel bei Schnupfen, Husten, Heiserkeit eingesetzt. Nicht nur bei uns, sondern auch in der traditionellen chinesischen Medizin. Wenn sich in meiner Kindheit gerade ältere Leute eine heftige Erkältung eingefangen hatten, die sich zu diesen Zeiten ja dann schnell auch mal zu einer Lungenentzündung auswachsen konnte, ging es sofort in den Hühnerstall und dann hieß es: Kopf ab und eine schöne Hühnersuppe aufgesetzt. Was auch immer in diesen Hühnern drinsteckt, eine Hühnersuppe wirkt tatsächlich und gibt Kraft, wenn der Körper vom grippalen Infekt geschwächt ist.

Ich erinnere mich, dass damals ein alter Alkoholiker bei uns im Dorf lebte. Der arme Kerl kam am Samstag immer zum Hofkehren zu uns und weil er kaum noch etwas gegessen hat, bekam er nach dem Fegen immer erst zwei Teller Hühnersuppe bei uns, bevor er was zu saufen gekriegt hat.

Für so eine Hühnerbrühe nimmt man entweder Einzelteile wie Flügel oder Keulen oder eben ein ganzes Suppenhuhn – das sind meistens die, die vorher Eier gelegt haben, weshalb ich auch im Hinblick auf Geschmack und die heilende Wirkung dringend zu Bio-Hühnern rate. Auch wenn ich mir ein Brathähnchen mache, schneide ich mir gerne das Fleisch runter und koche die Karkasse samt Gemüsefüllung noch für eine leckere Brühe aus. Außer unserer wertvollen Brühe haben wir jetzt das Fleisch von unserem Suppenhuhn (die Haut gibt man besser dem Hund, die schmeckt gekocht nicht), das wir nach Lust und Laune zu Folgerichten verarbeiten können – als feines Ragout fin, als klassisches Frikassee, als leckeres Curry. Genau hier kommt die persönliche Inspiration ins Spiel, die individuelle Intuition, die kulinarische Kreativität des Augenblicks – das meine ich mit der Freiheit beim Kochen.

An dieser Stelle noch ein Tipp: Wir haben gesehen, so eine Fleischbrühe braucht ihre Zeit. Klar können wir diese Zeit auch für andere Dinge nutzen, während unsere Brühe ein paar Stündchen vor sich hin köchelt. Trotzdem ist es nicht blöd, wenn man sich für die Produktion von zeitaufwändigeren Brühen und Fonds einen stressfreien Tag im Monat ausguckt, an dem man sich um das wichtige Thema Bevorratung kümmert. Denn genau darum geht es hier. Und wenn wir an solch einem Tag unseren Vorrat an Fleisch- und Gemüsefonds aufgefüllt haben, dann haben wir ja auch jede Menge vorgekochtes Fleisch und Gemüse, mit dem wir uns gleich für eine ganze Woche einen wunderbaren Speiseplan zusammenstellen können. Das meine ich, wenn ich davon spreche, dass Kochen ein Abfolgeprozess ist, bei dem aus dem einen das andere entsteht.

Es gibt
KEINE
Reste

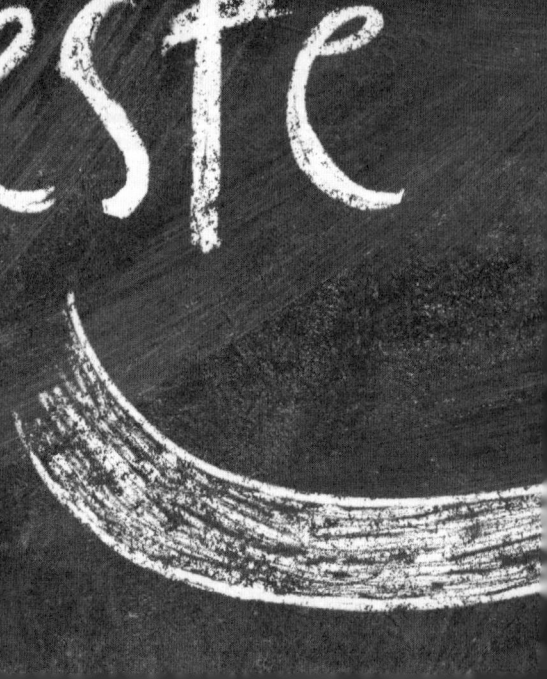

Wir denken in FOLGE-GERICHTEN

Eigentlich mag ich den Begriff »Resteessen« gar nicht. Denn in einer gut organisierten Küche gibt es so etwas nicht. Der Klassiker unter den Resteessen ist sicher der große Suppentopf, der am ersten Tag gut ist, am zweiten oft besser schmeckt, weil er noch mal durchgezogen ist, aber wenn man den dann am dritten oder gar vierten Tag auch noch auslöffeln muss, kommt dir das Zeug zu den Ohren raus. Vergessen wir also die Reste und denken lieber in Folgegerichten.

Auch darin war meine Oma eine große Meisterin. Wenn in meiner Kindheit Schlachtfest war, dann haben sich alle die Wampe vollgehauen und auch ordentlich getrunken. Nach dem Schlachtfest hatten wir oft Sauerkraut übrig, Kartoffelbrei und Leberwurst. Von der frischen Blutwurst und vom Fleisch wurde alles gegessen, aber von der Leberwurst, die eines der Produkte ist, die beim Schwein immer anfallen, weil du so viel Fett hast, blieb immer was übrig. Meine Oma hat dann am nächsten Tag ihre berühmten Krautleimen gemacht. Das Wort kommt eigentlich vom Fachwerkbau. Da wurden zwischen den Balken Weiden gespannt, also verflochtene Weidenmatten, und dann wurde Lehm und Stroh vermischt und dazwischen geschmiert. Für ihre Krautleimen vermischte Oma den Kartoffelbrei mit dem Sauerkraut und dann wurde geschichtet: eine Schicht Kartoffel-Sauerkraut-Brei, eine Schicht Leberwurst und oben drauf noch eine Schicht puren Kartoffelbrei. Die so geschichteten Kraut-Leimen kamen dann in den Backofen und wurden fertig ausgebacken. Ein super Essen, zu dem es einen schlichten Feldsalat gab.

In Folgegerichten denken ist kreativ und macht kulinarisch betrachtet sehr viel Spaß. Nehmen wir als kleines Beispiel die Zutaten aus unserer gerade beschriebenen Rinderbrühe und schauen uns an, was wir daraus alles zubereiten können.

Erstes Gericht: Pot au Feu

Als erstes, frisch gekochtes Gericht machen wir nun ein Pot au feu, wie der Franzose sagen würde, oder das bei uns etwas banaler benannte Suppenfleisch. Dafür servieren wir zunächst mal eine Auswahl von allen Zutaten unserer Brühe direkt auf Tellern: Scheiben vom Fleisch, ein paar Gemüsestücke und auch gleich noch die Brühe mit dazu. Dann garnieren oder besser vervollständigen wir unser Suppenfleisch mit gartenfrischem Schnittlauch, Petersilie oder Thymian. Sehr fein passt dazu natürlich auch frisch geriebener Meerrettich, etwas Fleur de Sel, schwarzer Pfeffer aus der Mühle und, nicht zu vergessen, frisch geriebener Muskat. Einfach mal ausprobieren und variieren.

Zweites Gericht: Lauch, Salzkartoffeln und Vinaigrette

Wir hatten die geschlitzten und geputzten Lauchstangen mit Bindfaden oder Küchengarn zusammengebunden. Die lösen wir jetzt und schneiden den Lauch in etwa drei Zentimeter große Stücke. Dann setzen wir mehlige Kartoffeln auf und wenn die fertig gekocht sind, schütten wir sie ab, behalten aber etwas Kochwasser im Topf. Jetzt geben wir ein gutes Stück Butter hinein (wenn man zum Beispiel für drei Personen kocht, etwa ein viertel Päckchen) und dazu noch etwas frisch gehackte Petersilie. Dann kommt der Deckel auf den Topf und nun werden die Butter und die Kräuter mit den Kartoffelstücken gut geschwenkt und vermischt.

Bitte nicht wundern: Wenn Sie jetzt den Deckel öffnen, könnten die Kartoffelstücke etwas angeschlagen und unschön aussehen. Das ist vielleicht der Albtraum eines jeden Dekorations- und perfekten Anrichtekochs, aber genau so schmecken sie ganz wunderbar und könnten gar nicht perfekter sein. Wohlgemerkt, dieses Ergebnis ist nur mit mehligen Kartoffeln zu erreichen! Während die Kartoffeln kochen, bereiten wir uns eine schöne Vinaigrette oder Salatsoße vor.

Da gibt es, wie gesagt, unendlich viele Variationen, die man immer wieder aufs Neue ausprobieren kann, hier mal ein Beispiel: Für das Öl mische ich gerne natives Leinöl halb und halb mit Traubenkernöl. Reines Leinöl ist hoch gesund und reich an wertvollen Omega-3-Säuren, aber eben nicht jedermanns Geschmack. Deshalb mische ich es gerne. Als Basis nehme ich einen feinen, scharfen Senf, der meiner Vinaigrette die nötige Stabilität verleiht und einfach lecker schmeckt. Senf, Weißweinessig, Weißwein, Salz, Pfeffer und etwas Muskat gebe ich in den hohen Behälter meines Stabmixers, die Ölmischung und ein paar frische Kräuter dazu. Jetzt das Öl nicht zu schnell untermixen.

Meine Vinaigrette gebe ich nun auf die Lauchstücke, dazu die Salzkartoffeln und fertig ist mein nahezu vollwertiges, (fast) vegetarisches Gericht, wenn man davon absieht, dass das Gemüse in der Fleischbrühe gegart wurde.

Drittes Gericht: Kalter Gemüsesalat

Wie schon gesagt, wenn wir das Gemüse in einer Brühe weiterverarbeiten wollen, putzen und schälen wir es vorher. Zum richtigen Garzeitpunkt nehmen wir die Karotten, Sellerie oder was wir sonst noch mitgekocht haben, aus der Brühe und lassen es kalt werden. Daraus machen wir uns mit einer Vinaigrette unserer Wahl am nächsten Tag einen feinen Gemüsesalat, der natürlich auch ganz vorzüglich zu unserem fertig gekochten Fleisch passt. Das Fleisch kann man entfetten, wenn man das nicht mag, löst die Knochen aus und schneidet es in Scheiben. Aus der Brühe können wir uns als Krönung noch eine schöne Meerrettichsoße ziehen.

So hat meine Oma ihre Meerrettichsoße gemacht: Wir nehmen ein paar schöne Pellkartoffeln und drücken die gekochten Pellkartoffeln durch die Spätzlepresse in die Brühe rein. So entsteht ein noch relativ dünnflüssiger Brei. Da rühren wir nun Sahne rein und reiben mit der Reibe frisch geschälten Meerrettich dazu. Jetzt kurz aufkochen lassen und mit etwas Zitronensaft und Salz abschmecken. Ganz ohne Mehl haben wir so eine wunderbare Meerrettichsoße.

Viertes Gericht: Flädlesuppe

Von unserer schönen Brühe haben wir jetzt immer noch eine Menge übrig. Also machen wir daraus am nächsten Tag zum Beispiel eine schöne Flädlesuppe. Dafür backen wir uns kleine Pfannekuchen mit frisch gekackter Petersilie und Schnittlauch. Für den Teig können wir zum Mehl auch etwas von der Brühe geben, was unsere Pfannkuchen geschmacklich intensiver macht. Die Pfannkuchen backen wir dünn aus, lassen sie kalt werden und schneiden sie in Streifen. Die kommen auf den Teller, werden mit der erhitzen Brühe übergossen und fertig ist eine großartige Flädlesuppe, die wir natürlich mit Gemüseresten und frischen Kräutern verfeinern können.

Fünftes Gericht: Bratkartoffeln mit Fleischsalat

Wir haben immer noch Brühe übrig. Also schälen wir jetzt Kartoffeln, halbieren oder vierteln diese und schneiden sie in vier Millimeter dünne Scheiben, die wir auf ein Küchenkrepp legen, damit sie zum Braten trocken sind. Jetzt verarbeiten wir die Kartoffelscheiben zu Bratkartoffeln, die wir nach dem Braten auch kurz auf ein Küchenkrepp legen, damit das Bratfett weggesaugt wird. Zu unseren Bratkartoffeln gibt es jetzt aus dem Restfleisch noch einen schönen Fleischsalat. Dafür schneiden wir das Fleisch in dünne Streifen. In einer Pfanne schmelzen wir Schalotten an, dann etwas Essig und Öl für eine Vinaigrette dazu, klein geschnittene Gürkchen, etwas Salz und Thymian und schnell und einfach haben wir schon wieder ein wunderbares Essen.

Wie wir sehen, können wir aus einem großen Topf Brühe eine ganze Menge an Gerichten zaubern. Und je variantenreicher unser Vorrat an Fonds und Brühen ist, desto größer ist der geschmackliche Zauberkasten, aus dem wir uns bedienen können. Und wenn Sie damit erst einmal angefangen haben, werden Sie sehen, wie schnell sich die Zusammenstellung Ihres Kühl- oder Vorratsschranks verändert. Statt der vielen industriell produzierten Gläser und Dosen mit Fond, Brühen, Soßen oder Suppen, haben Sie in kürzester Zeit hauptsächlich frisches Gemüse, Salate und Ihre selbst hergestellten Geschmacksverfeinerer im Kühlschrank. Statt also weiter auf Fast- und Industriefutter zurückzugreifen, produzieren wir, wenn wir in Folgegerichten denken, unsere Fertiggerichte in Zukunft selbst. Die Fleischstücke aus der Brühe können Sie auch zusammen mit der Brühe portionsweise einfrieren und dann darauf zurückgreifen, wenn sich der kleine Hunger meldet oder überraschender Besuch kommt und Sie auf die Schnelle einen kleinen Imbiss zubereiten wollen.

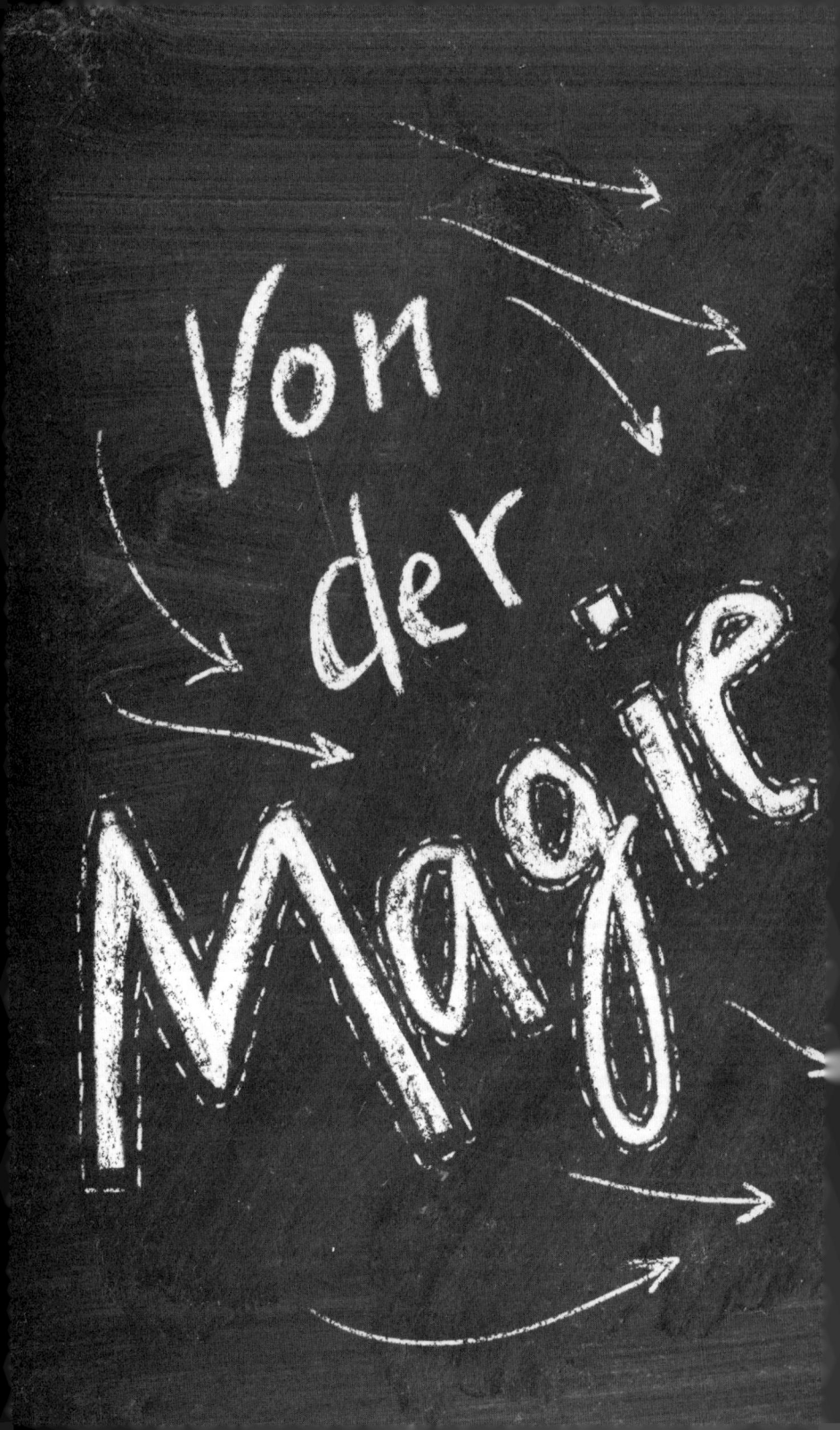

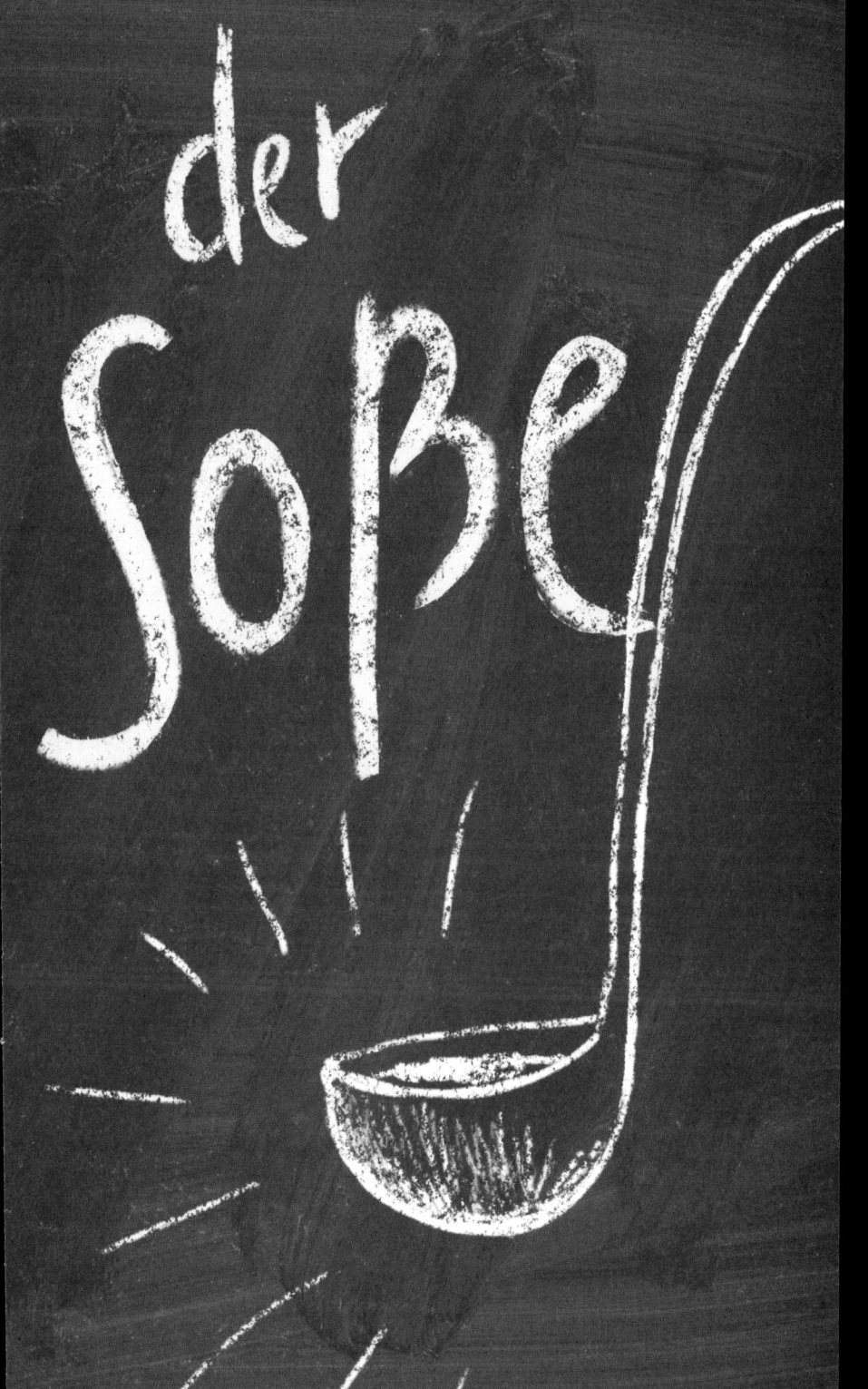

Die Zubereitung der Soße ist wirklich eine Wissenschaft für sich. Nicht ohne Grund gibt es in jeder guten Küche den Posten des Sauciers, der in vielen Betrieben nicht selten vom Souschef besetzt ist, weil der die größte Erfahrung hat. Honoré de Balzac bezeichnete die Soße als **»Triumph des Geschmacks«** in der Kochkunst und schon im alten Rom wurden Köche belohnt, wenn ihnen eine besonders raffinierte Soßenkreation gelungen war. Das hatte damals allerdings andere Gründe, denn ganz ursprünglich kam man auf die Idee, Gerichte mit einer schönen Soße geschmacklich aufzuwerten, weil es in früheren Zeiten insbesondere für Fleisch noch keine guten Kühlmöglichkeiten gab. Mit einer kräftigen Soße wurde dann gerne der schon leicht gammlige Fleischgeschmack einfach übertüncht. Von meinem alten Lehrmeister Paul Bocuse soll der Satz stammen:

»Wenn ein Architekt einen Fehler macht, lässt er Efeu darüber wachsen. Wenn ein Arzt einen Fehler macht, lässt er Erde darauf schütten. Und wenn ein Koch einen Fehler macht, gießt er ein wenig Soße darüber und sagt, dies sei ein neues Rezept.«

Ich habe diesen Spruch, ehrlich gesagt, von ihm persönlich nicht gehört und kann nur bestätigen, dass Monsieur Paul wie überall in seiner Küche auch und gerade bei den Soßen ein strenges Auge hatte, keine Kompromisse duldete und einen großen Aufwand betrieben hat. Aber klar, eine tolle Soße kann auch ein weniger gelungenes Gericht noch rausreißen, wobei es aber in erster Linie darum geht, einem guten Essen mit einer perfekten flüssigen Begleitung die Krone aufzusetzen. Soßen sind die Träger dichter Aromen und sollen die Speisen wie deren Genießer verzaubern. Eine Soße soll gut schmecken und riechen, sie soll den Geschmack eines Gerichts ergänzen und aufwerten, darf es aber nicht verfälschen oder dominieren. Darüber hinaus soll die Soße nicht fett, aber möglichst gehaltvoll sein. Schon dieses Anforderungsprofil macht deutlich – der Weg zu einer guten Soße ist weit, denn hier sind alle Sinne gefordert und für die richtige Zubereitung kann Fingerspitzengefühl und viel Erfahrung nicht schaden.

Das große Getöse, das um die Herstellung von Soßen gemacht wird, sollte uns aber in keiner Weise abschrecken, auch in unserer privaten Küche einfach mal mit der Kreation einer Soße loszulegen. Bange machen gilt auch hier nicht, denn mit unseren Brühen haben wir uns ja auch schon eine der notwendigen Vorstufen erarbeitet. Als zweite Grundlage brauchen wir nun eine Jus.

Jus

Die Jus ist in der französischen Küche eine Art Grundsoße und im Prinzip nichts anderes als ein konzentrierter Fleischfond. Eine Jus kann ich aus Rind, Wild, Huhn oder auch Fisch machen. Wie das funktioniert, will ich mal kurz am Beispiel einer Kalbsjus erklären. Dafür brauchen wir rund zwei Kilogramm Kalbsknochen, am besten Rückenknochen. Fragen Sie mal den Metzger Ihres Vertrauens und wenn Sie selbst kein Küchenbeil zur Hand haben, dann lassen Sie sich die Knochen auch gleich etwas zerkleinern. Die Knochen verteilen wir dann auf ein Backblech oder einem offenen, großflächigen Schmortopf (Le Creuset oder Staub) und rösten sie für etwa eine halbe Stunde bei 180 Grad im Ofen, pur und ohne alles.

Parallel kümmern wir uns um das Wurzelgemüse. Dafür braten wir im Topf oder Bräter Karotten, Sellerie, Zwiebeln und Lauch an, vermischen es gut mit etwa zwei Esslöffeln Tomatenmark und stellen auch das Gemüse zum Rösten noch mal für 30 Minuten in den Ofen. Danach kommen die Knochen zum Gemüse in den Topf und wir löschen beides ab. Mit was? Genau, zum Beispiel mit unserem Fleischfond oder der Gemüsebrühe aus der Vorwoche. Hier fangen schon die verschiedenen Varianten an, statt der Brühe könnten wir beispielsweise auch mit Rotwein ablöschen. Das hängt ganz davon ab, was wir später damit vorhaben. Jetzt geben wir Gewürze dazu, zum Beispiel Lorbeer, Wacholderbeeren, Pfefferkörner, und lassen Knochen und Gemüse mindestens zwei Stunden simmern. Auch hier geht es darum, möglichst viel Geschmack in unsere Jus zu kriegen. (Achtung: Bei Fischfond sind die Garzeiten deutlich kürzer.)

Sind die Knochen ausgekocht, wird die Jus behutsam abgeseiht – bei Bedarf zunächst durch ein gröberes und dann durch ein feinmaschigeres Sieb. Schön vorsichtig sein und gut abtropfen lassen, denn unsere Jus ist sehr wertvoll. Jetzt stellen wir die Flüssigkeit kalt, am besten in einem hohen Gefäß, damit die Fläche, auf der sich das Fett absetzt, nicht zu groß ist. Das erkaltete Fett entfernen wir, bevor wir weiter damit arbeiten. Deshalb kann man ja die Soße auch nicht aus dem aktuellen Braten machen. Die Jus ist immer vom Braten vorher.

Kleiner Tipp: Zur Vorratshaltung kann man die fertige Jus auch noch einmal kurz aufkochen lassen und möglichst randvoll in gut gespülte Einmachgläser füllen. Deckel drauf und abkühlen lassen, dann hält sich das im Kühlschrank locker zwei Monate. Oder man friert die Jus in Joghurtbechern oder Eiswürfelbeuteln ein und kann sie dann portionsweise zum Kochen nutzen.

Diese Art der Soßenherstellung ist natürlich aufwändiger als eine Tütensoße. Aber deshalb macht man so eine Jus eben einmal alle zwei Monate und friert sie ein. Oder man kauft sich für viel Geld Fleischfond oder Jus in einem Edelladen und hat dann trotzdem vielleicht irgendein Scheißzeug, denn so gut wie selbst gemacht, sind diese in den seltensten Fällen. Ach ja: Lassen wir nun die Jus noch einmal um die Hälfte einreduzieren, haben wir ein Demi-Glace, also eine noch stärker konzentrierte Soßengrundlage. Kommen wir also nun zum letzten Schritt für eine tolle Soße, die Bindung.

Soßenbindung

Für eine einfache Soßenbindung können wir mit frischer Butter arbeiten, die wir kurz vor dem Servieren einarbeiten. Das ist keine so gute Bindung, aber durch das Butterfett wird die Soße cremig und sämig. Eine stärkere Bindung erreichen wir mit Hilfe einer Beurre manié oder Mehlbutter, die wir uns auch selbst herstellen sollten. Beurre manié ist nichts anderes als eine Verbindung von Butter und Mehl. Dafür lassen wir in einem Topf die Butter zergehen, streuen dann das Mehl langsam ein und rühren solange, bis die Mischung anfängt zu bröseln. Durch die Hitze darf dieselbe ruhig etwas bräunen, denn das hat noch einen anderen sehr guten Effekt: Der Mehlgeschmack wird ausgebrannt, weshalb man die Beurre manié auch als Einbrenne bezeichnet. Die fertige Beurre manié kann man sich in einer kleinen Dose oder einem Einmachglas in den Kühlschrank stellen und immer, wenn wir was zum Binden brauchen, ob nun für Soßen oder Cremesuppen, da ein paar Brösel rausnehmen. Da sollte man am Anfang etwas vorsichtig sein, bis man ein Gefühl dafür entwickelt hat, wie viel Beurre manié für einen halben Liter Jus benötigt wird und wie die Soße nicht zu dick wird. Die Beurre manié mit einem Schneebesen kräftig einrühren und anschließen durchpassieren.

Das ist wieder ein schönes Beispiel dafür, wie sich die Arbeit in der Küche beschleunigt, wenn ich die richtigen Basics griffbereit vorbereitet habe. Wenn ich also vielleicht mal wieder Lust auf ein

schönes Kalbskotelett habe, dann brate ich mir das in der Pfanne
an und stelle es, wenn es fertig ist, bei 45 Grad zum Warmhalten in
den Ofen oder Tellerwärmer. Dann putze ich mit einem Küchenkrepp kurz das Fett aus der Pfanne, hole meine fertige Jus aus
dem Kühlschrank und brösele, falls ich eine Bindung will, ein paar
Krümel Beurre manié dazu. Das wird dann schön glatt gerührt,
vielleicht noch etwas Sahne oder Crème fraîche dazu und fertig
ist unsere feine, kleine Sahnesoße.

Salzen und Würzen

Ganz grundsätzlich geht es beim Würzen immer um ein gutes
Gleichgewicht aller Aromen. Man sollte deshalb sehr vorsichtig
mit Salz und Gewürzen hantieren und beim Kochen lieber häufiger
probieren. Gerade wenn es um Soßen geht, die mehrfach aufge-
kocht und reduziert werden, verstärken sich die Aromen. Über die
Salzmengen in unseren Lebensmitteln wird heute viel diskutiert,
denn das meiste Salz nehmen wir mit Fertignahrungsmitteln zu
uns, ohne wirklich zu wissen, wie viel.

Für ein gutes Stück Fleisch von einem sorgfältig aufgezogenen
Tier, einen frisch gefangenen Fisch oder ein schönes Freilandge-
müse müssen wir zunächst mal gar nicht kräftig würzen, weil es
über starke Aromen verfügt. Ich benutze zum Salzen übrigens
in der Regel natürliches Stein- oder Meersalz und nicht das raffinierte Tafelsalz, ganz einfach, weil es besser schmeckt und nicht
mit Zusatzstoffen präpariert ist (Rieselfähigkeit).

Salz – auch das müssen wir bedenken – verleiht unserem
Essen nicht nur Geschmack, sondern entzieht ihm auch Flüssigkeit, weshalb ja Salz, wie beim Pökeln, auch zur Konservierung
von Lebensmitteln genutzt wird. Fleisch und Fisch sollten vor
dem Garen gewürzt werden. Sobald man das Fleisch aber salzt,

zieht es Wasser beziehungsweise Saft, weshalb wir es erst kurz vor dem Garen salzen, weil es sonst austrocknet. Wie viel Salz wir benutzen, hängt auch davon ab, wie hoch der Salzanteil bei den von uns verwendeten Zutaten ist. Wenn wir ein Risotto mit einer schönen Gemüsebrühe kochen, stecken da schon eine Menge Aromen drin, weshalb wir das erst kurz vor Schluss abschmecken und gegebenenfalls leicht nachwürzen. Auch Bohnen oder Hülsenfrüchte salzt man am besten erst kurz bevor sie gar sind, weil auch hier das Salz Wasser entzieht und die Hülsenfrüchte hart werden können.

In unserer Küche sollten wir auch immer ganze Gewürze verwenden, die wir erst kurz vor ihrem Einsatz mahlen oder mörsern. Warum? Weil die Aromen der Gewürze in den leicht flüchtigen Ölen stecken, die nach dem Mahlen schnell verfliegen.

Für meine Steaks zum Beispiel röste ich die Gewürze wie Koriander, Pfeffer und Kümmel kurz in der trockenen Pfanne und unter ständigem Rühren an, um noch mehr Aroma rauszukitzeln. Dann lasse ich sie abkühlen und mahle sie im Mörser zu feinem Pulver. Damit würze ich meine Steaks relativ kräftig, bevor ich sie in eine sehr heiße Pfanne gebe, weil ich die Steaks gerne mit einer schönen Kruste mache. Dann hat man innen den wunderbaren Fleischgeschmack und außen eine kräftig karamellisierte Kruste. Also bitte nicht wie viele meiner jungen Kollegen: keine Angst vor der Kruste!

Wie auch immer Sie beim Würzen vorgehen, tasten Sie sich behutsam ran. Lieber dreimal abschmecken, als einmal versalzen.

AB IN
DIE
KÜ

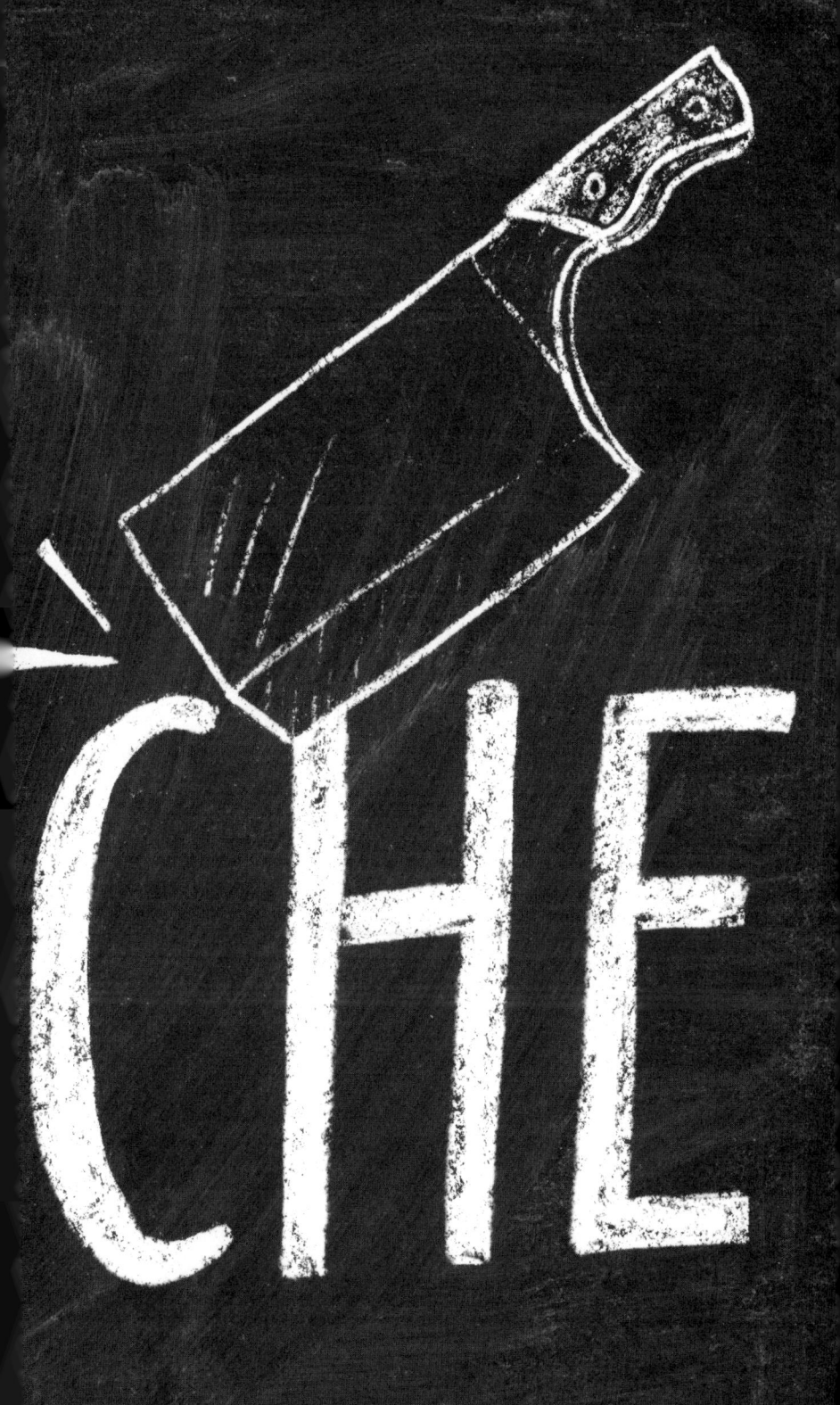

Vor ein paar Wochen erzählte ich einem Freund, was mich so alles umtreibt und von diesem Buchprojekt. Da schaute er mich an und fragte: **»Warum tust du dir das eigentlich alles an? Du hast doch hier ein gutes Leben auf deinem Hof.«** Das hat mich tatsächlich für einen Moment ins Grübeln gebracht und ich dachte, er hat ja eigentlich recht, das Leben auf meinem Falkenhof, der Umgang mit meinen Tieren, das Zubereiten guter Speisen und der Austausch mit meinen Gästen – genau das macht mir bis heute wirklich Freude. Ich bin heute sehr viel näher dran an mir selbst und meiner Vorstellung von Leben und Kochen als zu meinen Sternekochzeiten, die ja jetzt schon gut 20 Jahre hinter mir liegen. Was würde wohl meine Oma Mathilde sagen, wenn sie heute noch einmal für einen Tag auf meinem Falkenhof vorbeischauen würde? Ich hoffe, sie wäre ganz zufrieden mit mir, denn heute, da ich älter bin als Oma Mathilde in meinen Kindertagen, erzähle ich ja im Prinzip das gleiche wie sie und predige den Respekt vor dem Essen und vor der Natur, die wir oft als unsere Umwelt bezeichnen, also als etwas, was um uns herum ist. Wenn man wie ich auf einem Bauernhof lebt, versteht man aber besser, dass diese Umwelt eher unsere Mitwelt ist, von der wir nur ein wirklich kleiner Teil sind, aber von der wir ganz existenziell abhängig sind. Vom Müsli, Brötchen oder Frühstücksei am Morgen über das Mittagessen mit Salat, Gemüse und einem Stück Fleisch bis zum Glas Wein am Abend – alles liefert uns die Natur, genauso wie die Luft zum Atmen oder das Wasser, das wir trinken. Das müssen wir uns einfach mal wieder klarmachen.

Meine Philosophie »Vom Einfachen das Beste« wäre sicher ganz im Sinne meiner Oma gewesen. Bevor meine Mutter ihren ersten Stern erkochte und ich nach meiner Lehrzeit in Frankreich die Sterneküche in Oberbergen professionalisierte, war der Schwarze Adler ein einfacher Landgasthof. Daneben gab es die Metzgerei und eine kleine Landwirtschaft. Wenn ich daran zurückdenke und mir unsere hochtechnisierte Landwirtschaft von heute anschaue, kann ich kaum glauben, mit welch rasantem Tempo sich das alles entwickelt hat. In meiner Kindheit gab es kaum Maschinen. Da hatte ein Bauer in der Nachbarschaft einen kleinen Traktor, genannt der Bulldecker, aber ansonsten war sehr viel Handarbeit gefordert. Ich weiß noch, wie hektisch es manchmal zuging, wenn im Sommer Gewitterstimmung in der Luft lag und das Heu eingeholt werden musste. Das wurde damals auch noch mit der Hand gewendet und musste auch von Hand mit den Heugabeln auf den großen Leiterwagen gepackt werden. Dann kam der Heidenhof Sepp mit seinen beiden Ochsen, die vor den Leiterwagen gespannt wurden und ihn heimziehen mussten. Einmal saß ich als Bub mit vorne auf dem Brett, das als Kutschbock diente, und wir zuckelten los in Richtung Heuwiese. Der weiße Ochse zog ganz ordentlich, doch der rote Ochse war ein fauler Kerl und hing mehr im Geschirr, als wirklich zu ziehen. Der hat sich auch gar nicht beeindrucken lassen, obwohl ihm der Sepp immer wieder die Peitsche gab. Irgendwann hielt der Sepp kurz den Wagen an und sagte zu mir: **»Jetzt passe mal uff, erzähl's nicht weiter, aber ich zeig dir mal, wie man den faulen Sack zum Laufen bringt.«** Dann stieg er ab, holte aus seiner Jacke so ein kleines Underberg-Fläschchen raus, schraubte sie auf und schob sie dem Ochsen richtig tief ins Arschloch rein. Der Kräuterschnaps muss ordentlich gebrannt haben, denn jetzt begann der Ochs seinen Kopf hin und her zu werfen, maulte laut auf und begann, sich in Bewegung zu setzen. Der Sepp rief, **»Halt dich gut fest«**, sprang auf den Wagen und grinste mich an: **»Siehst jetzt, was man macht mit so 'nem faulen Hund und pass bloß auf, dass Du nicht auch mal ein Fläschchen in den Hintern gesteckt kriegst.«**

Diese Kindheit hat mich geprägt und es war noch ein ganz normaler Prozess, dass man das eigene Essen vom Acker bis auf den Teller selbst in der Hand hatte. Für mich war dieses Wissen und Verständnis immer eine sehr wesentliche Grundlage meiner Arbeit. Das ist doch eines der Probleme, die ich mit der Ausbildung von Köchen heute habe. Selbst wenn die in einem guten Betrieb lernen, haben sie im Grunde keine Ahnung von der Materie, weil sie – wie in anderen Branchen auch – eher zu Fachidioten geschult werden. In der Sternegastronomie muss alles vom Feinsten sein. Da werden heute die Filets bratfertig angeliefert, die muss keiner mehr auslösen und sich Gedanken darüber machen, was er mit den Resten anstellt.

Ich bin mir nicht sicher, welcher Spitzenkoch heute noch eine Schweinehälfte fachgerecht zerlegen kann. Ich kenne vielleicht zwei. Aber das ist auch gar nicht der Kern des Problems, und wenn man so perfekt arbeiten muss wie in einem Sterneladen, kann man auch nicht jeden Tag die Brötchen neu erfinden. Routine ist gerade in der Spitzengastronomie wichtig, aber man muss natürlich aufpassen.

Zu meinen Sternezeiten habe ich immer das Programm umgestellt, wenn sich in meiner Mannschaft zu viel Routine eingeschlichen hat, denn danach kommt gleich die Nachlässigkeit. Dieser ganze Perfektionsdruck ging mir dann irgendwann auch mächtig auf den Zeiger. Da dreht sich dann alles fast nur noch um Timing und Dekoration, aber das hatte nichts mehr mit meiner Idee von Kochen zu tun. Junge Köche sollen sich trotzdem gerne dem Sternewettkampf stellen. Ich kann mich auch noch gut daran erinnern, wie ich selbst drauf war, nachdem ich mich mit meinem Alten in Oberbergen überworfen hatte und in Köln die Tomate und mit dem Franz Keller Restaurant meinen Gourmettempel gestartet hatte. Dem habe ich alles untergeordnet und geackert wie ein Blöder. Für junge Köche ist es auch erst mal wichtig, ihr Publikum zu erobern. Ich wollte es damals nicht nur meinem Vater beweisen, sondern auch allen anderen. Das habe ich dann ja auch geschafft, aber die Zeit in Köln hat mich fast ruiniert, und zwar nicht nur finanziell. Wenn du wie ein Besessener ein Ziel verfolgst, verlierst du alles andere aus dem Blick und am Ende auch dich selbst. Ohne einen Sponsor im Rücken oder ein Hotel kannst du ein Sternerestaurant doch kaum ökonomisch erfolgreich führen und das ist sicher heute noch schwerer als in den 1980er-Jahren. Nur kapierst du das halt nicht, wenn du wie ich damals völlig absorbiert bist von dem Traum, zu den Besten zu gehören und ganz oben mitzuspielen. Das ist genau der Unterschied: Heute interessiert mich vom Einfachen das Beste und damals wollte ich einfach der Beste sein.

Das hätte mich tatsächlich fast mal den Kopf gekostet. Auch in den schwierigen Kölner Zeiten wollte ich nämlich nicht auf meine regelmäßigen New-York-Besuche verzichten, weil diese Stadt damals nicht nur für mich der Nabel der Welt war und mich sehr inspiriert hat. Aber eigentlich fehlte mir die Kohle für den Trip. Da kam mir eine Idee: Ich hatte irgendwie herausgefunden, dass es in Harlem einen Shop gab, wo man diese Army-Jacken für elf Dollar kriegen konnte. Dass Harlem im New York der 1980er-Jahre kein Tourismus-Hotspot war, wurde mir schon klar, als ich kein Taxi fand, das mich dort hinfahren wollte. Also mietete ich mir ein Auto, fuhr zu dem Shop und kaufte an die 50 Jacken. Die packte ich ins Auto und wollte eigentlich in mein Hotel zurück, bin dann aber wohl irgendwo falsch abgebogen. Die Gegend wurde jedenfalls immer finsterer und irgendwann überkam mich leichte Panik. Ich machte also einen U-Turn und fuhr mit Vollgas in die Gegenrichtung. Irgendwann bemerkte ich dann den Motorrad-Cop hinter mir und fuhr rechts ran. Der Polizist stieg ab, kam zur Fahrertür und fragte nach meinen Papieren. Da machte ich eine unbedachte Bewegung in die Innentasche meines Jackets, wo Pass und Führerschein steckten, und fühlte in der gleichen Sekunde den Revolverlauf an meiner Schläfe. Dann hörte ich das Klicken des Entsicherungsriegels wie ein lautes Dröhnen in meinem linken Ohr.

So muss sich Todesangst anfühlen. Sofort hob ich die Hände, der Cop forderte mich auf, auszusteigen und auf den Boden zu legen. Dann stellte er sich mit einem Stiefel auf meinen Rücken und fingerte sich meine Papiere, die Knarre noch immer entsichert in der Hand und den Finger am Abzug. Erst nachdem er meine Papiere gesehen und mich noch einmal komplett abgetastet hatte, wurde er freundlich und erklärte mir, dass im Laufe des Jahres schon zwei Kollegen auf den Straßen hier gestorben wären, weshalb er heute im Notfall schneller schießen würde. Dann brummte er mir eine moderate Strafe für zu schnelles Fahren auf, eskortierte mich dafür aber zurück zum Hotel. Okay, ich habe über den Jackenverkauf mein Flugticket finanziert und als dann kurze Zeit später Götz George als Kommissar Schimanski die Tatort-TV-Bühne betrat, war jeder scharf auf so eine Schimanski-Jacke. Wenn ich heute auf diese Zeit zurückschaue, dann denke ich schon, dass auch diese Story irgendwie beispielhaft zu dem Sterne-Vollrausch passt, in dem ich damals unterwegs war.

Von Großmeistern wie Paul Bocuse lernt man ja nicht nur deren Küche kennen, er hat mir auch viel Stehvermögen und das nötige Selbstbewusstsein mit auf den Weg gegeben. Und selbstverständlich sind da in jungen Jahren zuweilen die Grenzen zur Selbstüberschätzung oder -überforderung fließend. Ich habe zum Glück die Kurve gekriegt und drücke auch allen jungen, ambitionierten und ehrgeizigen Köchinnen und Köchen die Daumen, die heute nach den Sternen greifen wollen. Am Ende ist es auch eine Frage des Konzepts, ob dein Laden funktioniert. In Frankreich gibt es viele junge Köche, die in einem Ein- oder Zweisterneladen lernen und sich dann irgendwann auf dem Land eine billige Kneipe suchen. Dort bieten sie dann eine einfache, regional inspirierte Küche an, und das funktioniert. Die Läden brummen und oft haben die dann gar keinen Bock mehr auf Sterne, weil sie neben der Arbeit ja auch noch leben wollen.

Meine Befürchtung ist ja, dass es hier in unserer Restaurant-
landschaft in absehbarer Zeit nur noch zwei Qualitätsstufen gibt:
Die Superspitzenqualität ganz oben und alles andere ist ganz tief
unten – Döner, Gyros, Fastfood und so weiter. Das ist eigentlich
meine größte Sorge, wenn ich mir die deutsche Gastronomie
anschaue. Wenn sich also der gute Johann Lafer jetzt auch aus
der Sterneküche verabschiedet, weil er »volksnäher« werden will,
dann sage ich **»Super, einer mehr an Bord, der sich um die Qualität der Alltagsküche kümmern will, was ich ja nun seit mehr als
20 Jahren mache.«** Nicht weit vom Falkenhof gibt es den einzigen
Landgasthof in der Gegend. Mit dem Wirt habe ich kürzlich mal
wieder geplaudert. In seinem Laden essen die Leute einen Gang
und der muss reichlich sein. Das Fleisch für seine Kalbskoteletts
kommt aus der Metro. Sein Lamm kommt hier direkt aus der
Region, aber das ist den Leuten zu teuer. Er könnte auch Lammfleisch aus Neuseeland anbieten, das wäre nämlich billiger. Wenn
ich so etwas höre, kann mir echt die Hutschnur reißen. Wie können
denn Lämmer aus Neuseeland billiger sein als das Lammfleisch
aus der Region? Das ist doch absurd! Die liefern die Filets und
Koteletts küchenfertig und was machen sie mit dem Rest? Vielleicht verbrennen die das auch alles, wie in Südamerika – von dort
kriegen wir ja auch nur das Steakfleisch schön vakuumiert. Das ist
dann zwei Monate auf dem Seeweg unterwegs und reift – pardon,
säuert!! – kurz vorm Tiefkühlpunkt im Plastik. Die Hüften, die
Bäuche, die Hälse der Rinder – das meiste davon wird verbrannt,
weil selbst die als Vielfleischesser bekannten Argentinier das nicht
alles verwerten können. Pervers, nur wissen das die meisten nicht,
wenn sie hier in ihr argentinisches Steak beißen.

Aber ehrlich gesagt sind wir bei uns hier auch nicht besser. Artgerecht erzeugtes Fleisch von Bio- oder Weiderindern hat einen
Marktanteil von weit unter fünf Prozent. Noch immer produzieren wir viel und billig in miserabler bis gesundheitsgefährdender

Qualität. Ich frage mich oft, was eigentlich noch passieren muss, bis wir begreifen, was für uns auf dem Spiel steht. Wir schauen seit Wochen auf das apokalyptische Inferno in Australien, wo gerade schätzungsweise mehr als eine Milliarde Tiere verbrannt sind, wir lesen, dass die Ozeane noch nie so warm waren wie heute und hören Warnungen wie die des BUND, der in naher Zukunft Ernteausfälle von bis zu 90 Prozent befürchtet, wenn wir das Insektensterben nicht in den Griff kriegen. Und was machen wir? Wir diskutieren gerade darüber, ob wir in der Landwirtschaft neben den Äckern drei Meter breite Schutzstreifen für unsere Insekten einrichten können. Sorry, aber das ist doch wirklich noch weniger als ein Schamtuch. In die Kirche geht man ja auch nicht nackt. Echtes Problembewusstsein sieht jedenfalls anders aus. Ein Viertel aller Säugetiere ist in der Existenz bedroht und kämpft derzeit ums Überleben. Nur haben wir vergessen, dass wir auch zu dieser Gattung gehören und sägen munter weiter an dem Ast, auf dem wir selbst sitzen.

Es ist höchste Zeit für einen echten Richtungswechsel. Das völlig überholte Brüsseler Subventionsmodell fördert nach wie vor die Tendenz zu immer größeren Betrieben und ruft in jüngster Zeit auch immer mehr Finanzinvestoren auf den Plan, die im großen Stil Ackerland aufkaufen, um dafür Subventionen zu kassieren. Das Nachsehen bei diesem kranken und korrupten Spiel haben dann genau die verantwortungsbewussten Landwirte, die womöglich gerne auf Bio umstellen würden. Was wir also tun müssen, liegt auf der Hand. Wir könnten der Landwirtschaft sagen, ihr werdet mit so viel Geld subventioniert, aber jetzt fördern wir nur noch den Umwelt-, Klima- und Gesundheitsschutz, also gute Qualität und keine Massenprodukte. Dann werden alle erst mal schreien, »aber dann können wir doch gar nicht genug produzieren«, weil sie vielleicht noch nicht verstanden haben, in welche Richtung das jetzt geht. Gerade sind die Bauern zum ersten Mal seit Jahren auf die Straße gegangen. Die wollen zwar im Moment noch alle weiter spritzen und düngen, was das Zeug hält – wohlgemerkt weit vorsichtiger als in Amerika und Südamerika, aber trotzdem viel zu viel! –, aber wenn die richtigen Spielregeln erst einmal geklärt sind, wird klar sein, dass weniger, dafür aber in gesunder Qualität am Ende mehr wert ist und man damit auch besser verdienen kann. So könnte die Landwirtschaft auch einiges fürs eigene Image tun und Bauern und uns allen wieder bewusst werden, dass sie eine unglaublich wichtige und sinnvolle Arbeit leisten. Was, bitte schön, sollten unsere Bauern dagegen haben? Viele merken doch mittlerweile selbst, dass es immer komplizierter wird, ihre Erträge aus den geschundenen Böden herauszupressen. Jedes Jahr werden die Maschinen größer und Pflanzenschutz und Düngung werden immer komplizierter.

Das Problem ist, sie sitzen in der (selbst gebauten) Falle. Auf der einen Seite wurden über Jahrzehnte die falschen Konzepte und die Entwicklung zu immer größeren Betrieben und Ställen gefördert. In Deutschland werden heute in jedem Jahr rund 60 Millionen Schweine produziert und geschlachtet, 630 Millionen Hühner und rund 3,5 Millionen Rinder. Auf der anderen Seite haben Lebensmittelindustrie und -handel in einem mörderischen und globalen Wettbewerb die Preise immer tiefer gedrückt. Diese auch politisch gewollte Entwicklung hat nicht nur das Produkt Nahrungsmittel völlig entwertet, sondern auch die Arbeit und das Ansehen der Landwirte. Jetzt, wo die Folgen dieser falschen Entwicklung vom Insektensterben über das Gülleproblem bis zu den gesundheitlichen Folgen dramatisch sichtbar werden, fühlen sich die Landwirte, die plötzlich als große Naturzerstörer dastehen, im Stich gelassen, weil man ihnen mit immer neuen Auflagen das ohnehin schon knapp kalkulierte Leben schwer macht. Das kann ich sogar verstehen, weil es eben nicht reicht, an einzelnen

Stellschrauben zu drehen, wenn wir einen wirklichen System-wechsel in unserer Landwirtschaft und unserer Ernährungsweise brauchen.

Schauen wir uns doch einmal die Automobilindustrie an, die in den letzten Jahren ja vor allem dadurch aufgefallen ist, dass sie mit Softwaremanipulationen die Schadstoffwerte ihrer Autos klein gerechnet und Millionen Verbraucher verarscht und betro-gen hat. Und jetzt, da der Verbrennungsmotor zum Auslaufmodell erklärt wurde, werden die gleichen Betrüger schon wieder mit Milliarden für E-Auto-Kaufprämien und den Aufbau der notwendi-gen Infrastruktur unterstützt. Außerdem wurde zum Klimaschutz die CO_2-Bepreisung beschlossen, die in den nächsten Jahren konsequent nach oben geschraubt werden soll, um Produzenten wie Verbraucher zu einem möglichst emissionsfreien Leben zu bewegen. Über das Klimapaket der Bundesregierung wird zwar gerade noch heftig gestritten, aber immerhin ist doch einiges in Bewegung gekommen. Wie der Kohleausstieg, für den ebenfalls Milliarden locker gemacht werden, genauso wie für den Ausbau des Bahnverkehrs. Alles schön und gut. Nur frage ich mich halt, warum uns unsere eigene Ernährung nicht genauso wichtig ist. Wenn wir die Faktenlage mal sachlich zusammenfassen, dann spricht doch alles dafür, mal ein paar neue Denkansätze ins Spiel zu bringen, mit denen wir als Verbraucher und wir als Gesell-schaft unseren Bauern dabei helfen können, echte Qualität zu produzieren.

Was mir in der öffentlichen Debatte fehlt, sind ein konkreter Plan und ein positives Bild, wie diese notwendigen Agrar- und Ernährungswende aussehen und gelingen kann, damit wir alle davon profitieren. Es reicht eben nicht, wenn die Landwirtschafts-ministerin den Leuten sagt, ihr zahlt doch so viel Kohle für eure Smartphones, dann könnt ihr auch mehr Geld für euer Fleisch ausgeben. Bei dieser Botschaft kommt doch bei den Leuten nur an, dass sie mehr bezahlen sollen – am Ende für den gleichen Dreck aus der Mastfabrik? Wie will man denn so die Lust in der Gesellschaft wecken, mal ein paar neue Wege zu gehen? Bei mir auf dem Falkenhof gelingt das in der Regel ganz einfach. Meine Gäste und Besucher sehen, wie meine Rinder und Schweine leben, und sie schmecken an meinem Tisch den Unterschied. Es ist eine sinnliche Erfahrung. Ich leiste bei meinen Gästen Aufklärungsarbeit durch Genuss.

Wo ich hier gerade sitze und mir Gedanken über die Zukunft unserer Landwirtschaft mache, höre ich die Meldung, dass die Bundesregierung als Reaktion auf die Bauernproteste ein milliardenschweres Unterstützungsprogramm für die Landwirtschaft beschlossen hat: Die »Bauernmilliarde«, wie CSU-Chef Markus Söder stolz verkündete, mit der den Landwirten geholfen werden soll, mit den Folgen der strengeren Düngeverordnung klarzukommen. Im schönsten Politikersprech ist hier von Kohle für »Agrarumweltprogramme und Investitionen« die Rede, aber in Wahrheit ist dieser Geldregen aus der Subventionskanone ein echter Schuss in den Ofen. Das macht nicht nur mich wirklich wütend. Offensichtlich ohne eine Sekunde nachzudenken, will man jetzt schlicht die protestierenden Bauern mit ihren Traktoren wieder von der Straße runterbekommen und ruhigstellen. Doch die Probleme, um die es eigentlich geht, lassen sich auch mit noch mehr Steuergeld nicht lösen, wenn man es in die falsche Richtung investiert. Statt beispielsweise die Nitratbelastung des Grundwassers an der Wurzel anzugehen, also die Güllemengen durch einen echten System- und Strukturwandel zu reduzieren, werden mit der Bauernmilliarde die unhaltbaren Zustände einfach weiter zementiert. Die Kohle wird nicht dafür eingesetzt, den Umbau der Landwirtschaft nach ökologischen und qualitativen Gesichtspunkten umzubauen, sondern soll den Landwirten dabei helfen, größere Gruben zur Gülleaufbewahrung zu bauen. So kommen wir doch keinen Schritt weiter. Die Landwirte brauchen keine sinnlos verpulverten Milliarden, sondern klare Ansagen und Vorgaben, wie wir uns als Gesellschaft die Produktion unserer Lebensmittel unter den Aspekten Gesundheitsschutz, Tierwohl, Biodiversität und Klimakrise wünschen.

Auch dem fast monopolisierten Lebensmittelhandel in Deutschland muss man mal kräftig auf die Finger hauen und ähnlich klare Ansagen wie in Frankreich machen. Wie wäre es, ähnlich wie beim Mindestlohn, mit einem Mindestpreis für landwirtschaftliche Erzeugerprodukte? Wir müssen Schluss machen mit dem Preisdumping und es muss schlicht verboten werden, Lebensmittel als Lockangebote unterhalb des Einkaufspreises zu verkaufen! Auch müssen lokale und regional erzeugte Produkte geschützt und viel stärker gefördert werden. Doch leider wird, wie das Beispiel »Bauernmilliarde« zeigt, nur ziemlich hirnlos rumlaviert. Die meisten Politiker denken und handeln eben heute schlicht karriereorientiert und da will man am besten niemandem wehtun.

Mal als Gedankenspiel: Wir könnten doch beispielsweise beschließen, dass wir in Deutschland den Ausstieg aus der Massenqualtierhaltung angehen. Dazu könnten doch die teuren Berater und klugen Mitarbeiter im Landwirtschaftsministerium mal einen Plan ausarbeiten. Wie und in welchem Zeitrahmen lässt sich dies konkret umsetzen? Kommen dann wieder alle Rinder zurück auf die Weide? Wie viele Tiere können wir art- und tiergerecht – und das gilt auch für Schweine – angemessen auf diese Weise noch produzieren und wie viel Fleisch müssen wir überhaupt produzieren, wenn wir uns dabei nur auf den heimischen Markt konzentrieren? Was sind genau die Qualitätskriterien, die wir für richtig halten, und wie sehen dann die idealen Betriebsgrößen und Haltebedingungen aus? Das wird mal ordentlich durchgerechnet und dann kostet das Schweinefleisch in geprüfter und zertifizierter Tierwohl- und Bio-Qualität eben nicht mehr 2,40 Euro pro Kilo, sondern 5,80 Euro oder auch mehr. Ich bin mir sicher, dass ein solcher Preis funktioniert und angenommen wird.

Es wäre doch spannend, auf diese oder ähnliche Weise mal die unterschiedlichen Optionen und Modelle durchzuspielen. Sind diese Ziele dann definiert, können wir loslegen und die rund sechs Milliarden, die jedes Jahr aus Brüssel an unsere Bauern fließen, könnten sinnvoll in diesen Strukturwandel investiert werden. Dann erübrigt sich auch, dass wir viel zu viel produzieren. Was sowieso gut ist, weil wir schon im Interesse unserer eigenen Gesundheit in Zukunft beim Fleischkonsum umschalten sollten – nicht jeden Tag Fleisch, das zudem grundsätzlich zur Beilage wird und nicht mehr Hauptbestandteil einer Mahlzeit ist, aber dafür zu einem echten Genuss wird.

Deutschland ist dann zwar kein Exportweltmeister mehr für Billigfleisch, was ja wirklich auch kein erstrebenswerter Titel ist, aber wir können stattdessen Qualitätsweltmeister werden. Die Exportorientierung unserer Landwirtschaft und Ernährungsindustrie ist in meinen Augen ein Kardinalfehler. Lebensmittel sind eben keine Industrieprodukte, die global gehandelt werden müssen. Mit unserem Billigfleisch machen wir nicht nur die eigene Bevölkerung krank, wir zerstören auch die landwirtschaftlichen Strukturen in vielen anderen Ländern. Unsere Nachbarn in Holland sind da schon einen Schritt weiter. Die machen wegen der hohen Nitratbelastung jetzt ganze Höfe dicht und machen sich Gedanken über eine neue Nutzung, zum Beispiel als Seniorenresidenz. Das ist wenigstens mal eine Idee im Unterschied zur sinnfreien Geldverschwendung hierzulande. Selbst von den Bauern kommt Kritik an dieser Bauernmilliarde, nur unsere Politker hören nicht zu oder haben Angst vor der nächsten Wahl.

Es gibt doch auch heute schon viele gute und verantwortungsbewusste Landwirte und tolle Weingüter, die ganz knapp an der Bio-Grenze arbeiten und nur mit dem Finger schnipsen müssten, dann wären sie biozertifiziert. Das machen sie aber nicht, weil sie Angst vor bestimmten Situationen haben, in denen sie notfalls doch eingreifen würden. Wenn du ein Demeter-Weingut bist und kriegst in den Reben ein Problem, dann kannst du nur noch sagen: »Dieses Jahr läuft gar nix.« Wir müssen die richtigen Betriebe fördern und bei Bedarf auch gegen Ernteausfälle absichern. Den Weg zu einer nachhaltigen und wieder stärker regionalisierten Landwirtschaft, die mit der Natur kooperiert, müssen wir weiterentwickeln und können uns dabei auch einiges von unseren Nachbarn abschauen. Die Österreicher haben schon lange begriffen, dass sie gegen die hocheffektive und subventionierte Landwirtschaft in Deutschland nicht ankommen. Deshalb haben sie schon vor Jahren die Spezialisierung gefördert, die kleinen Betriebe und Hofläden. Die haben heute deutlich bessere Produkte und die Österreicher geben im Schnitt auch mehr für Essen aus. Ähnlich in der Schweiz. Dort kannst du beispielsweise das ganze Jahr über Pflaumen oder Erdbeeren einführen, aber wenn die heimischen Früchte reif sind, gibt es ein temporäres Einfuhrverbot.

Was haben Menschen, Schweine, Ratten oder Schaben gemeinsam? Sie sind echte Allesfresser. Wahrscheinlich war das für unsere Gattung sogar lange Zeit ein evolutionärer Vorteil, dass wir uns sowohl von Fleisch als auch von Pflanzen ernähren können. Deshalb ist auch unser Gebiss mit ganz unterschiedlichen Hauern ausgestattet, die scharfen Schneide- und Eckzähne zum Beißen und Reißen und die flachen Backenzähne zum Kauen und Zermahlen. Als Allesverwerter haben wir es nun insbesondere in den letzten 50 Jahren geschafft, dass auch alles jederzeit verfügbar ist. Weder sind wir, wie noch in der Generation unserer Großeltern, in unserer Ernährung stark an die Jahreszeiten gebunden, noch müssen wir, wie die Jäger und Sammler in der frühen Menschheitsgeschichte, auf der Suche nach Essen auf Wanderschaft gehen, weil wir heute einfach unser Essen um die Welt wandern lassen. Nur hat diese schöne globale Ernährungswelt, an die wir vielleicht selbst viele Jahre geglaubt haben, gerade ein paar hässliche Kratzer bekommen. Wenn wir ehrlich sind, dann mag zwar die vorwiegend industriell produzierte Überfülle in einem Supermarkt für den Allesfresser Mensch das Paradies auf Erden sein, aber gleichzeitig ist es die Hölle. Wir werden überflutet mit Angeboten, doch wenn wir von der schieren Masse des Angebots mal absehen – was ist in diesen Märkten eigentlich super? Leider das allerwenigste.

Um unsere Ernährung wieder auf stabile Füße zu stellen, sind wir natürlich auch als Verbraucher gefordert. Wir müssen unsere Macht nutzen und Politik und Lobbyverbände durch unser Konsumverhalten zu einem Systemwandel zwingen. Auf diesem Weg sollten wir möglichst die ganze Gesellschaft mitnehmen und möglichst viele Menschen sensibilisieren. Geld ist genug da! Wir müssen es nur richtig einsetzten!

Der erste und beste Schritt in diese Richtung, den jeder von uns gehen kann, heißt: Ab in die Küche! Fangen Sie mit dem Kochen an. Mit Lust am echten Genuss erreichen wir auf lange Sicht viel mehr als mit Vorschriften, Ess- oder Denkverboten. Ernährung ist doch letztlich eine sehr individuelle Angelegenheit. Was dem einen schmeckt und guttut, muss dem anderen noch lange nicht schmecken. Genau deshalb hat es wirklich Sinn, den eigenen Geschmack auf diesem Weg zu bilden und die volle Kontrolle über unsere Ernährung wieder selbst in die Hand zu nehmen.

Als kleiner Pimpf hat mich meine Oma immer mit auf den Friedhof zum Grab meines Opas genommen, der schon viele Jahre zuvor gestorben war. Da standen wir dann vor seinem Grabstein, der mir wie ein riesiger, schwarzer und auf Hochglanz polierter Monolith vorkam. Oma nutzte den Friedhofsbesuch, um mit mir Lesen zu üben. Den ersten Satz, den sie mir beibrachte, war die Inschrift auf Opas Grabstein: »Im Leben sollst du nicht rasten noch ruhn, das kannst du später im Grabe tun.« Wahrscheinlich habe ich deshalb bis heute ein schlechtes Gewissen, wenn ich mal drei Tage nichts mache. Aber es schützt mich auch davor, zu bequem zu werden. Bequemlichkeit ist in meinen Augen auch so ein zentrales Problem unserer Tage. Wir sind, wenn wir so weitermachen, auf dem Weg in eine Covenience-Gesellschaft – alles möglichst mundfertig nach Hause liefern lassen. Doch diese Bequemlichkeit verschafft uns, wenn wir das mal klar und genau betrachten, keinen Komfort, sondern eine Menge Probleme.

»Ab in die Küche!« möchte ich auch als einen Weckruf verstanden wissen. Wir können die Verantwortung für unser Leben nicht einfach aus der Hand geben! Und wir sollten den Kochlöffel aus eigenem Interesse wieder öfter selbst in die Hand nehmen. Okay, das macht Arbeit. Aber Kochen ist eine wichtige, ja eine überlebenswichtige Arbeit. Das Schöne daran ist, dass diese Arbeit wirklich ein Vergnügen ist. Weil sie unseren Horizont erweitert, für mehr Verständnis und eine engere Verbundenheit mit der Natur, von der wir leben, und kulinarisch, weil selbst Kochen unser Leben und unseren Alltag genussvoll bereichert.

Viel Spaß dabei und guten Appetit!

PS: Auf Ihrem Weg in die kulinarische Selbständigkeit werde ich Sie in Zukunft gerne mit weiteren Ideen, Anregungen und Rezepten unterstützen. Schauen Sie einfach regelmäßig auf meiner Website vorbei: www.falkenhof-franzkeller.de

Quellen- und Literaturverzeichnis

Albert, Andreas/Kwasniewski: »Zwei Fertigpizzas, ganz unterschiedliche Noten«, in: Spiegel Online, 20.03.2019, online unter: www.spiegel.de/wirtschaft/service/nutri-score-gute-pizza-schlechte-pizza-a-1258731.html, abgerufen am 03.02.2020.

»Antibiotika in Hunderten Flüssen nachgewiesen«, in: Spiegel Online, 27.05.2019, online unter: www.spiegel.de/gesundheit/diagnose/seine-und-themse-antibiotika-in-hunderten-fluessen-nachgewiesen-a-1269551.html, abgerufen am 03.02.2020.

Baars, Christian/Lambrecht, Oda: »Teilerfolg gegen Antibiotika«, in: Deutschlandfunk, 29.05.2019, online unter: www.deutschlandfunk.de/tiermast-teilerfolg-gegen-antibiotika.1773.de.html?dram:article_id=449994, abgerufen am 31.01.2020.

»Bio-Branche: Zahlen, Daten, Fakten – foodwatch«, in: foodwatch, 04.10.2018, online unter: www.foodwatch.org/de/informieren/bio-landwirtschaft/zahlen-daten-fakten, abgerufen am 31.01.2020.

Börnecke, Stephan: »Deutsche essen 60 Kilogramm Fleisch im Jahr«, in: Frankfurter Rundschau, 29.03.2019, online unter: www.fr.de/wirtschaft/fleischkonsum-deutsche-essen-kilogramm-fleisch-jahr-11975062.html, abgerufen am 31.01.2020.

Bund für Umwelt und Naturschutz Deutschland (BUND), Heinrich-Böll-Stiftung, Le Monde Diplomatique (Hrsg.): Fleischatlas 2018. Daten und Fakten über Tiere als Nahrungsmittel, Berlin 2. Auflage, April 2018.

Bund Ökologische Lebensmittelwirtschaft e. V. (BÖLW): »Die Bio-Branche 2018: Zahlen, Daten und Fakten zur Bio-Entwicklung«, Berlin Februar 2018, online unter: www.boelw.de/service/mediathek/broschuere/die-bio-branche-2018, abgerufen am 31.01.2020.

Bundesministerium für Ernährung und Landwirtschaft (BMEL): »Deutschland, wie es isst: Der BMEL-Ernährungsreport 2019«, Berlin Januar 2019.

Carstens, Peter: »Eine Million Arten betroffen: Das sechste Massenaussterben ist in vollem Gange«, in: GEO, 25.04.2019, online unter: www.geo.de/natur/ nachhaltigkeit/21267-rtkl-un-report-eine-million-arten-betroffen-das-sechste-massenaussterben, abgerufen am 03.02.2020.

Carstens, Peter: »Studie deckt auf: So funktioniert die Agrarlobby«, in: GEO, 30.04.2019, online unter: www.geo.de/natur/nachhaltigkeit/21266-rtkl-landwirtschaft-studie-deckt-auf-so-funktioniert-die-agrarlobby, abgerufen am 03.02.2020.

Dessauer, Maik: »Mediziner-Tagung in Kassel: Millionen Tote durch falsche Ernährung«, in: HNA, 22.06.18, online unter: www.hna.de/kassel/mediziner-tagung-kassel-millionen-tote-falsche-ernaehrung-9973018.html, abgerufen am 03.02.2020.

»Die deutsche Agrarlobby: verfilzt, intransparent und wenig am Gemeinwohl orientiert. NABU-Studie legt Lobbynetz des Deutschen Bauernverbands offen«, in: NABU, online unter: www.nabu.de/natur-und-landschaft/landnutzung/ landwirtschaft/agrarpolitik/26321.html, abgerufen am 31.01.2020.

Dollase, Jürgen: »Fördert die Kochkultur!«, in: Frankfurter Allgemeine Zeitung, 31.08.2007, online unter: www.faz.net/aktuell/feuilleton/debatten/ geschmackssache-foerdert-die-kochkultur-1463651.html, abgerufen am 31.01.2020.

Forsa Politik- und Sozialforschung GmbH: So will Deutschland essen. Ergebnisse einer repräsentativen Bevölkerungsbefragung, November 2018.

»Forscher verlangen radikales Kohle-Aus«, in: Spiegel Wissenschaft, 01.07.2019, online unter: www.spiegel.de/wissenschaft/mensch/klimakrise-laufzeiten-von-kohlekraftwerken-gefaehrden-1-5-grad-ziel-a-1275239.html, abgerufen am 03.02.2020.

Geier, Moritz: »Fleischesserland Deutschland?«, in: Süddeutsche Zeitung, 09.01.2019, online unter: www.sueddeutsche.de/leben/ernaehrung-report-2019-kloeckner-lebensmittel-1.4280525, abgerufen am 31.01.2020.

Gnirke, Kristina: »Wie nett, Nestlé achtet jetzt auf ihre Ernährung«, in: Spiegel Online, 22.11.2016, online unter: www.spiegel.de/wirtschaft/unternehmen/nestle-das-riskante-geschaeft-mit-der-gesundheit-a-1119369.html, abgerufen am 03.02.2020.

Höner, David: Kochen ist Politik. Warum ich in den Dschungel gehen musste, um Rezepte für den Frieden zu finden, Frankfurt am Main 2019.

»Ist Biofleisch gesünder?«, in: Öko-fair, online unter: www.oeko-fair.de/index.php/cat/1406/title/Ist_Biofleisch_gesuender_, abgerufen am 31.01.2020.

Jahberg, Heike: »Was die Deutschen sagen – und was sie wirklich kaufen«, in: Der Tagesspiegel, 04.02.2019, online unter: www.tagesspiegel.de/wirtschaft/tierwohl-und-fleischkauf-was-die-deutschen-sagen-und-was-sie-wirklich-kaufen/23939308.html, abgerufen am 31.01.2020.

»Jedes vierte Tierprodukt stammt von einem kranken Tier«, in: foodwatch, 22.09.2016, online unter: www.foodwatch.org/de/aktuelle-nachrichten/2016/jedes-vierte-tierprodukt-stammt-von-einem-kranken-tier, abgerufen am 03.02.2020.

Kirk-Mechtel, Melanie: »Planetary Health Diet. Speiseplan für eine gesunde und nachhaltige Ernährung«, in: Bundeszentrum für Ernährung, online unter: www.bzfe.de/inhalt/planetary-health-diet-33656.html, abgerufen am 31.01.2020.

Klingenschmitt, Elke: »Neue Düngeverordnung für weniger Nitrat: ›Die Ampel steht auf rot‹«, in: SWR, 14.06.2019, online unter: www.swr.de/swraktuell/Kritik-von-allen-Seiten-an-neuem-Entwurf-Neue-Duengeverordnung-fuer-weniger-Nitrat-Die-Ampel-steht-auf,reax-nitrat-kompromiss-100.html, abgerufen am 03.02.2020.

Kwasniewski, Nicolai: »Das schlimmste Unternehmen der Welt«, in: Spiegel Online, 11.07.2019, online unter: www.spiegel.de/wirtschaft/agrarkonzern-cargill-das-schlimmste-unternehmen-der-welt-a-1276654.html, abgerufen am 31.01.2020.

Kwasniewski, Nicolai: »Warum 13 Millionen Schweine im Müll landen«,
in: Spiegel Online, 22.10.2019, online unter: www.spiegel.de/wirtschaft/
nottoetungen-in-der-schweinemast-qual-fuer-den-profit-a-1290250.html,
abgerufen am 03.02.2020.

Lemke, Harald: »Das Sprechen beim Essen als einem Sprechen über das Essen«,
Vortrag anlässlich der Ausstellungseröffnung »Menschen im Gasthaus«,
Dresden 07.05.2008.

Meinköhn, Derik: »Warum wir endlich aufhören sollten, Fleisch zu essen«,
in: Stern, 31.05.2017, online unter: www.stern.de/genuss/trends/fleisch-und-
massentierhaltung–warum-wir-aufhoeren-sollten–es-zu-essen-6511416.html,
abgerufen am 31.01.2020.

Merlot, Julia: »Was Fleischverzicht für den Klimaschutz bringt«,
in: Der Spiegel, 08.08.2019, online unter: www.spiegel.de/wissenschaft/
mensch/berechnung-zum-klimaeffekt-was-fleischverzicht-fuer-den-
klimaschutz-bringt-a-1280923.html, abgerufen am 31.01.2020.

»Nahrungsmittelbetrug: Diese Lebensmittel werden besonders häufig
gefälscht«, in: GEO, online unter: www.geo.de/natur/nachhaltigkeit/66-rtkl-
nahrungsmittelbetrug-diese-lebensmittel-werden-besonders-haeufig,
abgerufen am 03.02.2020.

Naturschutzbund Deutschland e.V. (NABU): »Verflechtungen und Interessen
des Deutschen Bauernverbandes (DBV)«, April 2019.

Nehls, Anja: »Einheitliche Fleischkennzeichnung bei den Discountern«,
in: Deutschlandfunk Kultur, 01.04.2020, online unter: www.deutschlandfunk.de/
tierwohl-einheitliche-fleischkennzeichnung-bei-den.697.de.html?dram:
article_id=445139, abgerufen am 31.01.2020.

»Neues Fleisch-Label startet«, in: Die Tageszeitung, 01.04.2019,
online unter: taz.de/!5581985, abgerufen am 31.01.2020.

Preuk, Monika: »Tomaten, Gurken, Kürbis: Mediziner sicher, dass Gemüse uns krank macht«, in: Focus, 22.06.2019, online unter: www.focus.de/gesundheit/ernaehrung/gesundessen/diabetes-rheuma-alzheimer-tomaten-gurken-kuerbis-mediziner-sicher-dass-gemuese-uns-krank-macht_id_8348490.html, abgerufen am 03.02.2020.

Schrum, Anja/von Aster, Ernst-Ludwig: »Panschen, strecken, umdeklarieren«, in: Deutschlandfunk Kultur, 09.04.2019, online unter: www.deutschlandfunkkultur.de/lebensmittelfaelschungen-panschen-strecken-umdeklarieren.976.de.html?dram:article_id=445870, abgerufen am 31.01.2020.

Schwinn, Florian: Rettet den Boden. Warum wir um das Leben unter unseren Füßen kämpfen müssen, Frankfurt am Main 2019.

Spandick, Nele: »Umstellung auf Öko-Landwirtschaft: Biobauer mit Hindernissen«, in: Die Tageszeitung, 19.01.2020, online unter: taz.de/Umstellung-auf-Oeko-Landwirtschaft/!5654309, abgerufen am 03.02.2020.

»Umweltministerin hält Glyphosat-Zulassung für rechtswidrig«, in: Spiegel Online, 07.03.2019, online unter: www.spiegel.de/wissenschaft/natur/glyphosat-umweltministerin-schulze-haelt-zulassungen-durch-kloeckner-fuer-rechtswidrig-a-1256793.html, abgerufen am 31.01.2020.

Vitzthum, Thomas: »Warum die ‚Bauernmilliarde' die Wut der Landwirte steigert«, in: Die Welt, 30.01.2020, online unter: www.welt.de/politik/deutschland/article205461449/Koalitionsbeschluss-Warum-die-Bauernmilliarde-die-Wut-der-Landwirte-steigert.html, abgerufen am 03.02.2020.

Volkmann, Anne: »Fehlernährung und Adipositas: Bündnis fordert Politik zum Handeln auf«, in: Gesundheitsstadt Berlin, 06.05.2018, online unter: www.gesundheitsstadt-berlin.de/fehlernaehrung-und-adipositas-buendnis-fordert-politik-zum-handeln-auf-12309, abgerufen am 31.01.2020.

»Was kosten Lebensmittel wirklich?«, in: Schrot und Korn, 25.09.2018, online unter: schrotundkorn.de/ernaehrung/lesen/wahrer-preis-lebensmittel.html, abgerufen am 03.02.2020.

»Zehn Millionen Tote durch falsche Ernährung«, in: Spiegel Online, 15.09.2017,
online unter: www.spiegel.de/gesundheit/diagnose/weltweite-studie-so-
oft-verkuerzt-schlechte-ernaehrung-das-leben-a-1167690.html,
abgerufen am 03.02.2020.

Zinkant, Kathrin: »In der Steinzeit gab es reichlich Kohlenhydrate zu essen«,
in: Süddeutsche Zeitung, 07.01.2020, online unter: www.sueddeutsche.de/
gesundheit/diaeten-kohlenhydrate-steinzeit-forschung-1.4744052,
abgerufen am 03.02.2020.

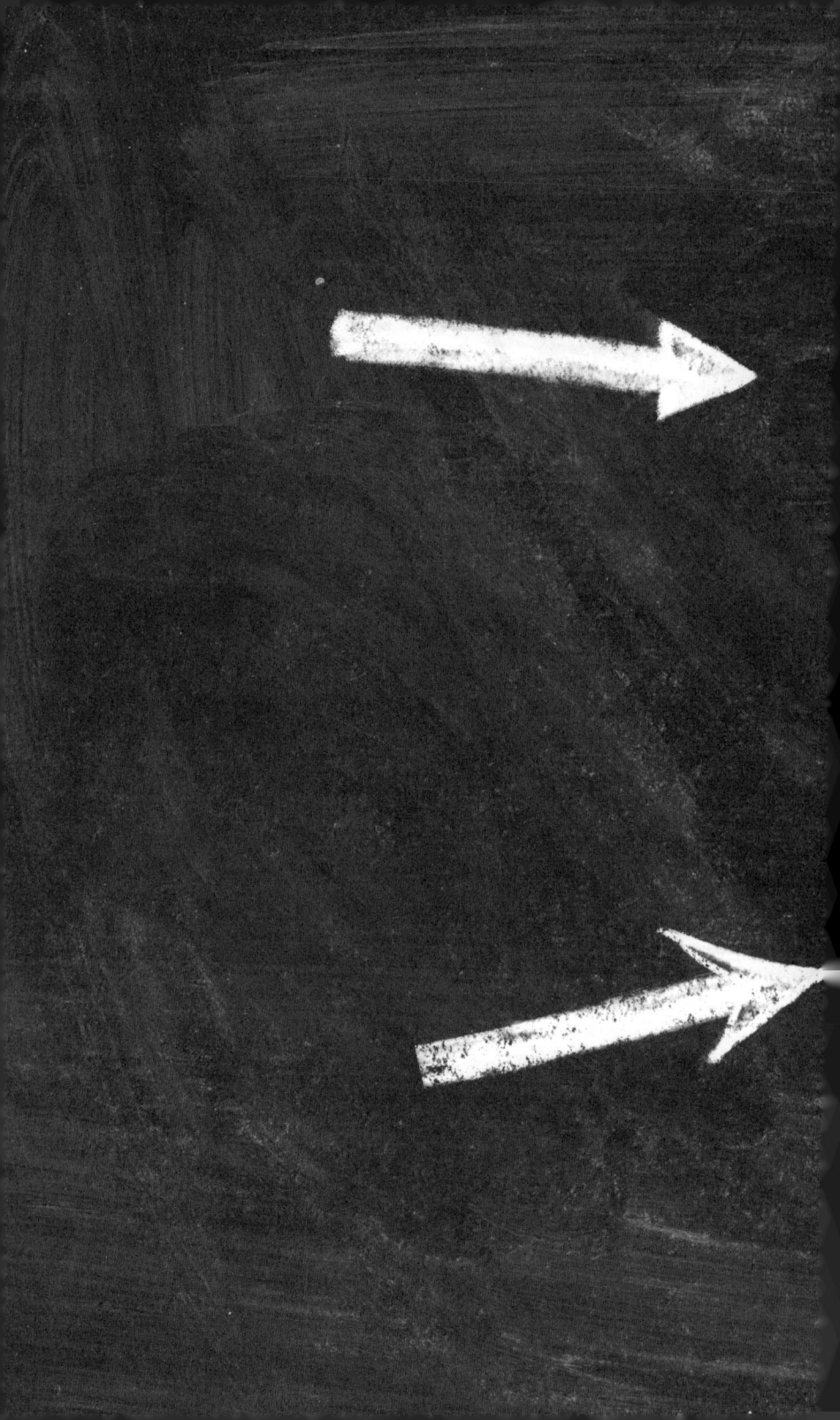

Franz Keller

WESTEND

VOM EINFACHEN DAS BESTE

EIN STERNEKOCH GREIFT AN

Essen ist Politik *oder*
Warum ich Bauer werden musste,
um den perfekten Genuss zu finden

Mehr über unsere Autoren und Bücher: www.westendverlag.de

Die Deutsche Nationalbibliothek verzeichnet diese Publikation in der Deutschen Nationalbibliografie; detaillierte bibliografische Daten sind im Internet über http://dnb.d-nb.de abrufbar.

ISBN 978-3-86489-266-0
1. Auflage 2020
© Westend Verlag GmbH, Frankfurt/Main 2020
Redaktion: Johannes Bröckers
Gestaltung: Buchgut, Berlin
Illustrationen: Christina Kuschkowitz
Fotos: Paul-Felix Heinisch
Druck und Bindung: CPI – Clausen & Bosse, Leck
Printed in Germany

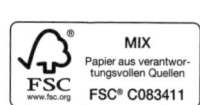

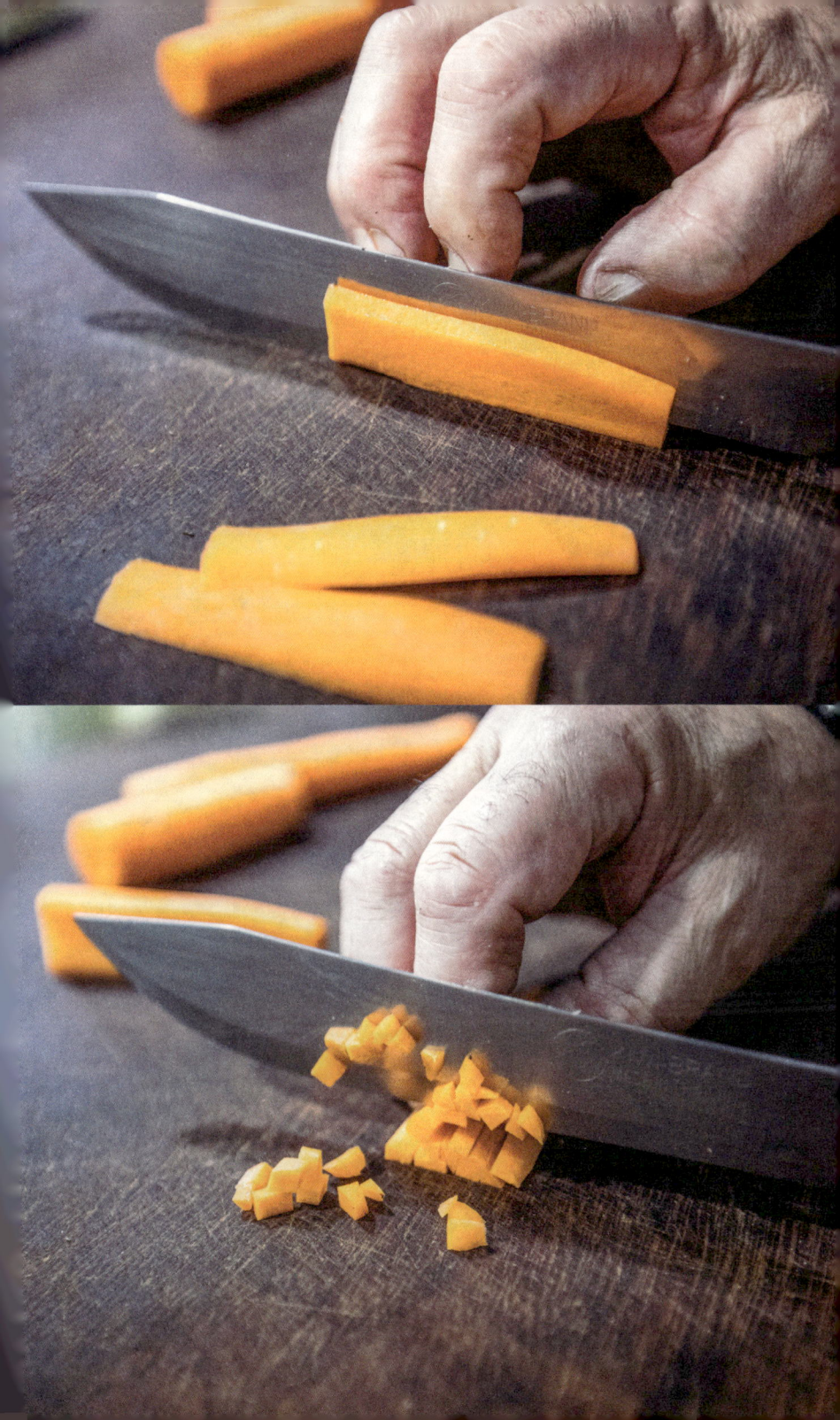

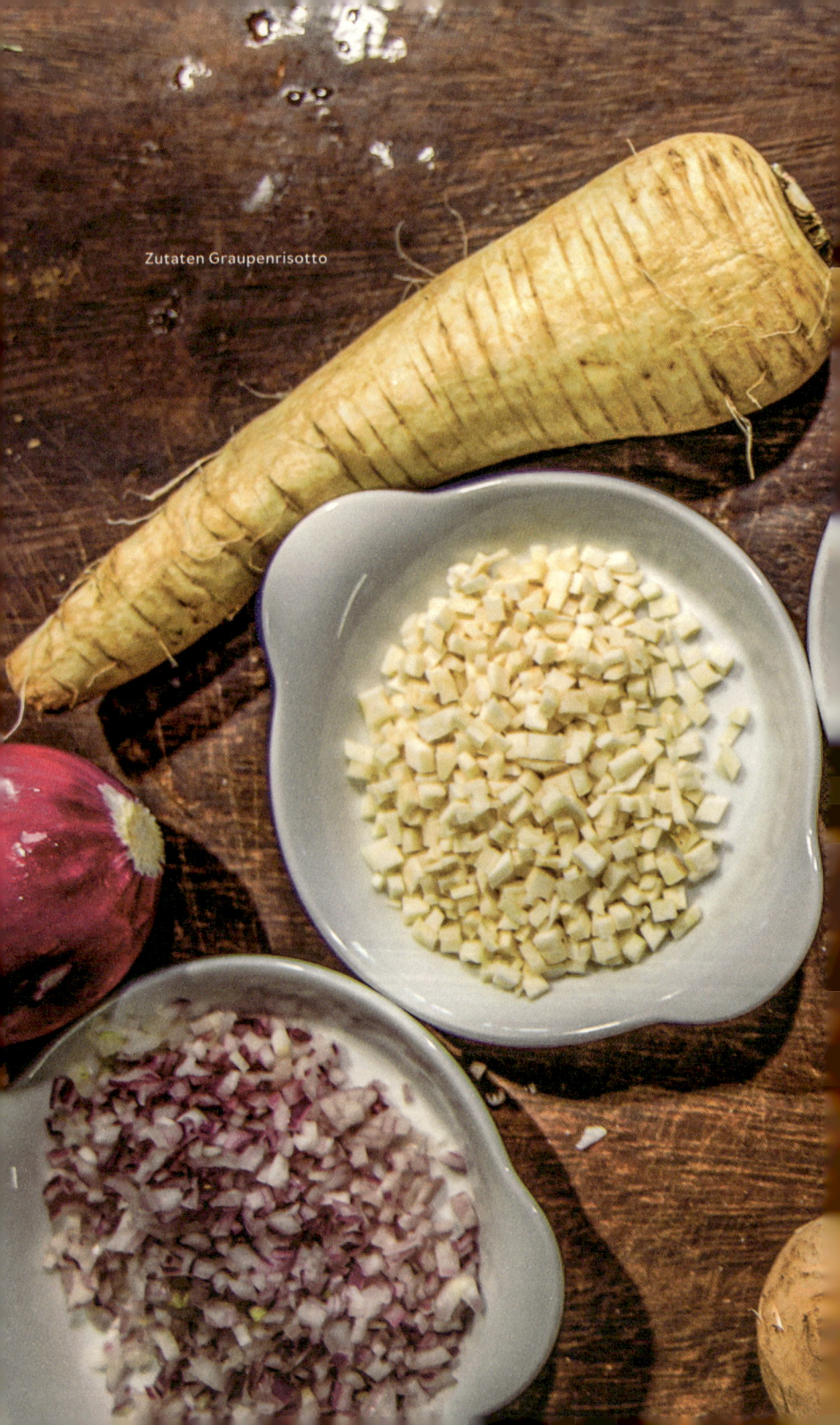

Zutaten Graupenrisotto

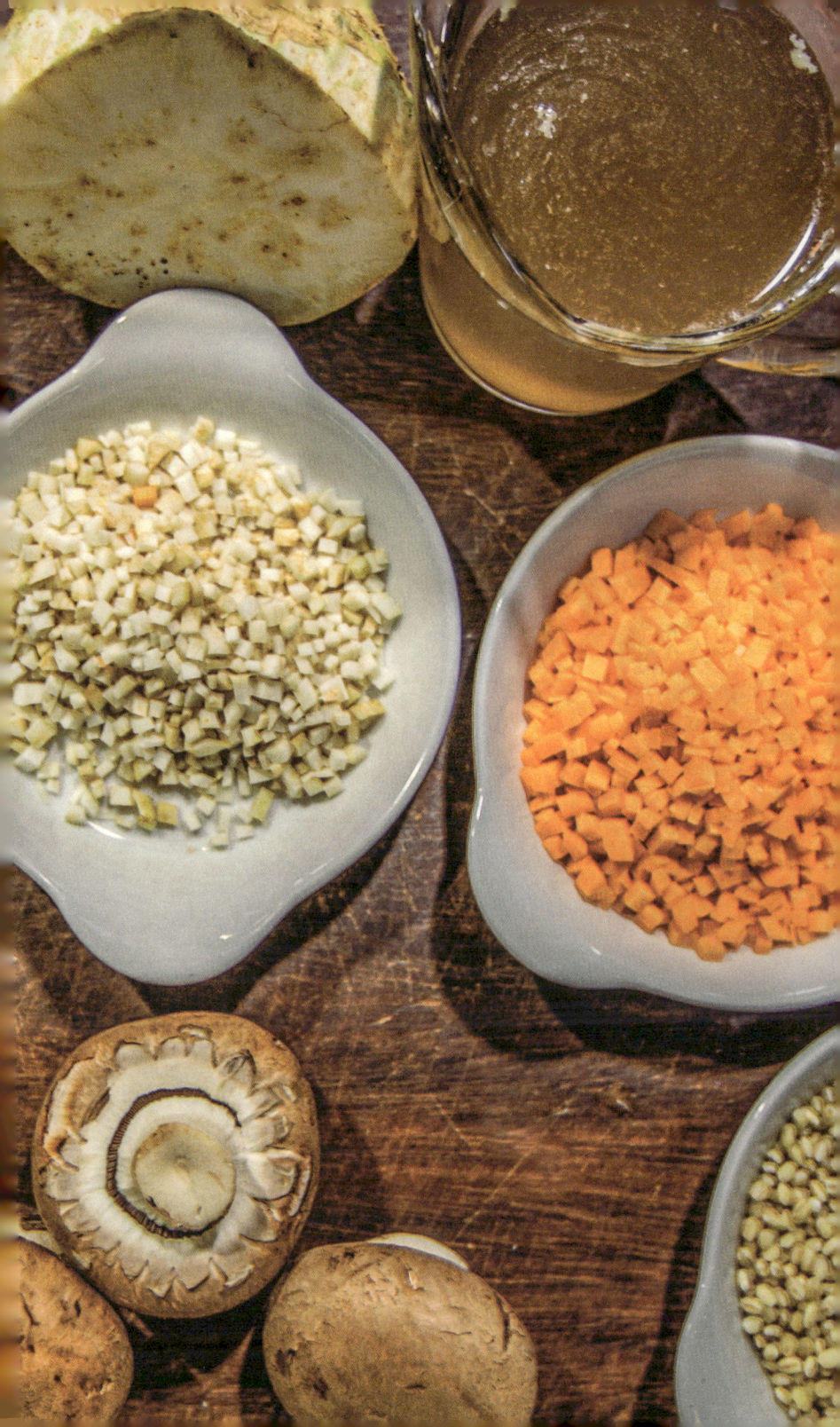

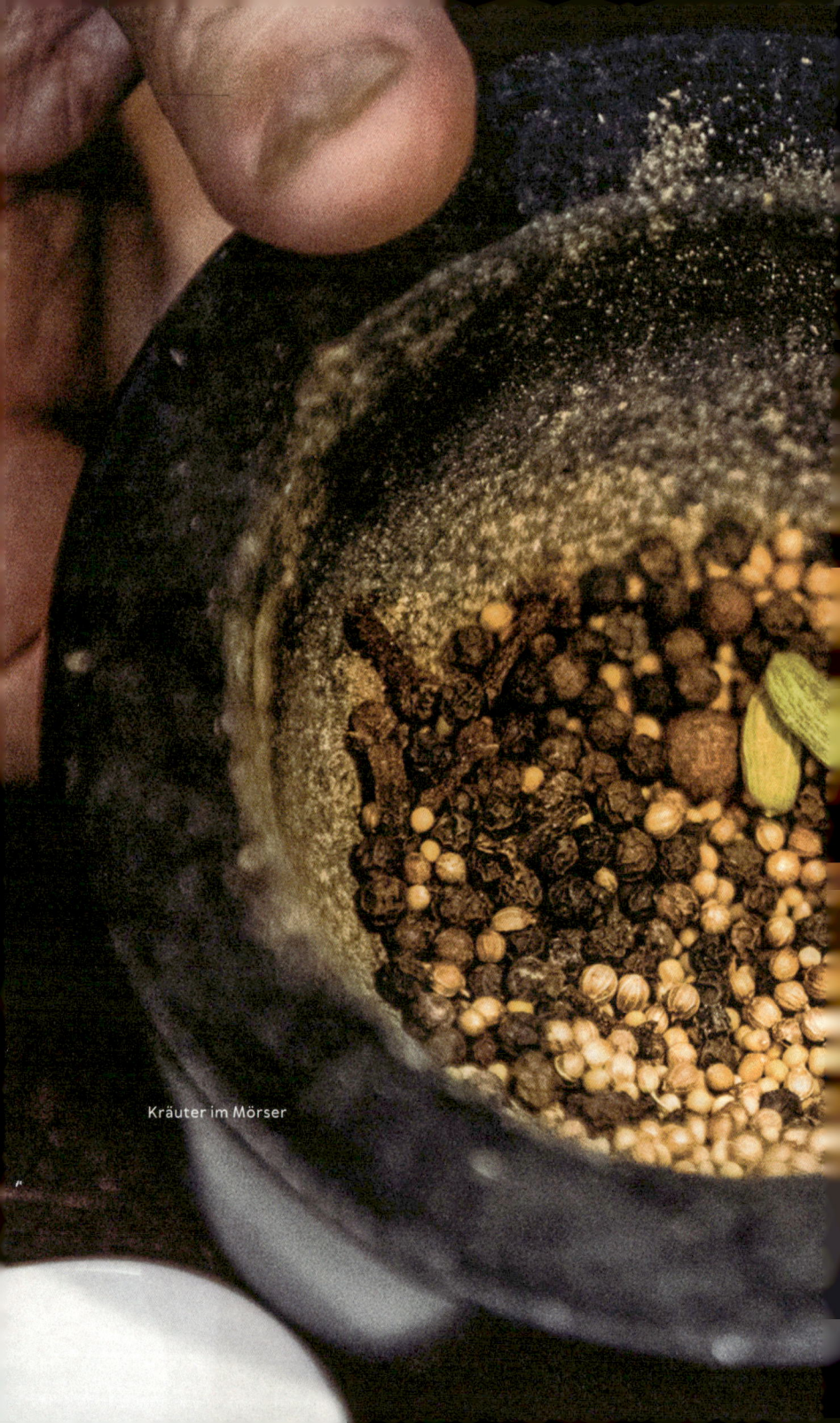

Kräuter im Mörser

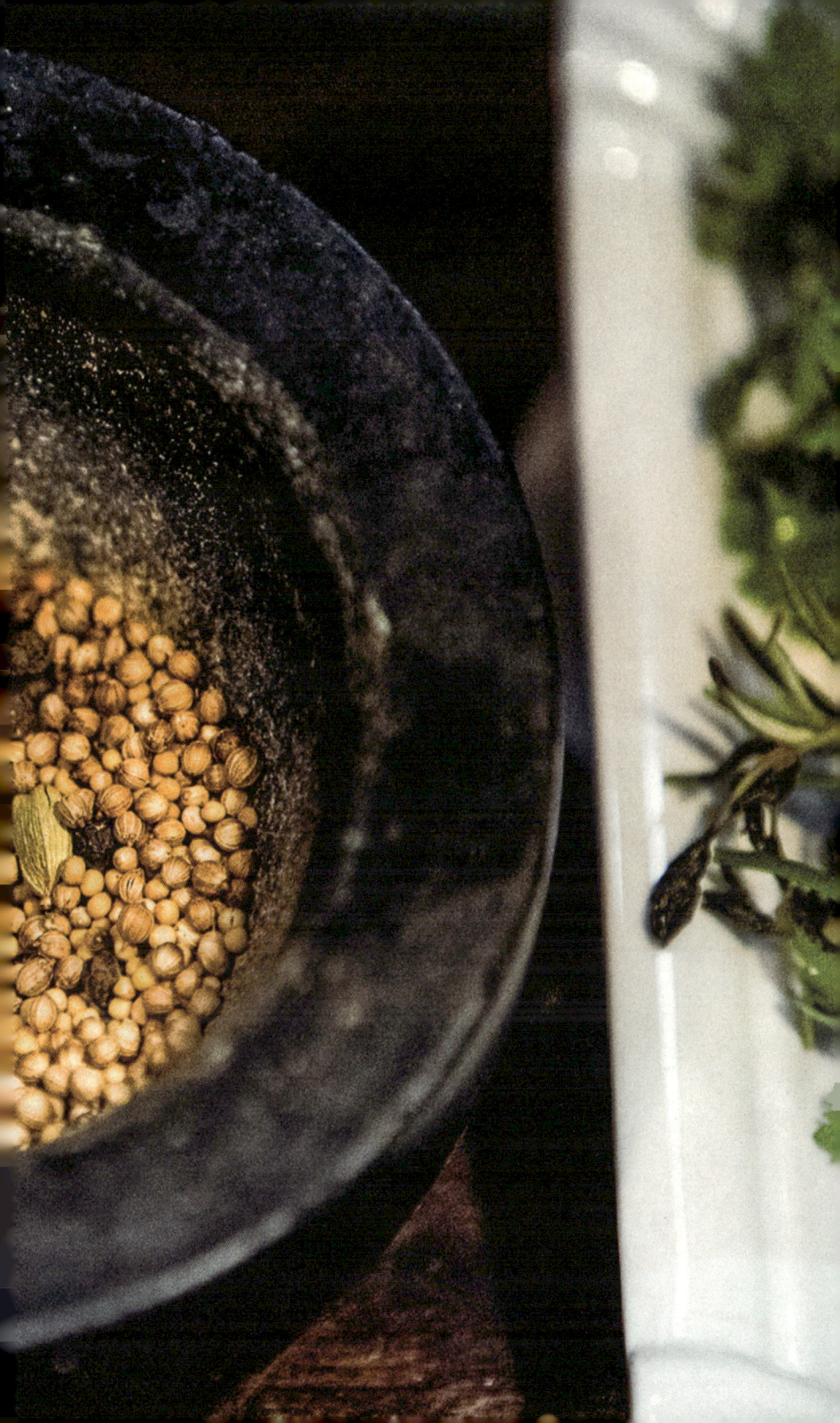

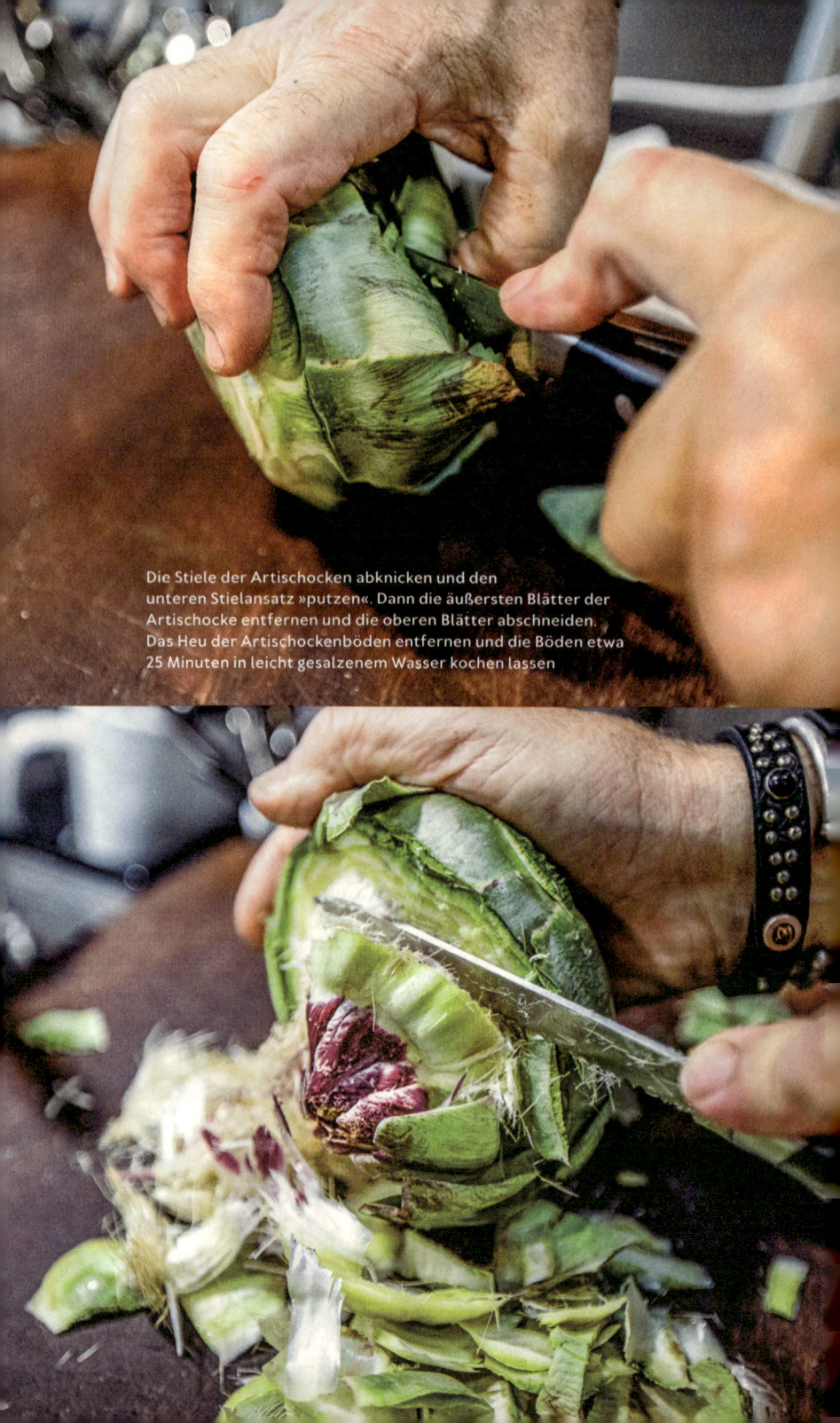

Die Stiele der Artischocken abknicken und den unteren Stielansatz »putzen«. Dann die äußersten Blätter der Artischocke entfernen und die oberen Blätter abschneiden. Das Heu der Artischockenböden entfernen und die Böden etwa 25 Minuten in leicht gesalzenem Wasser kochen lassen

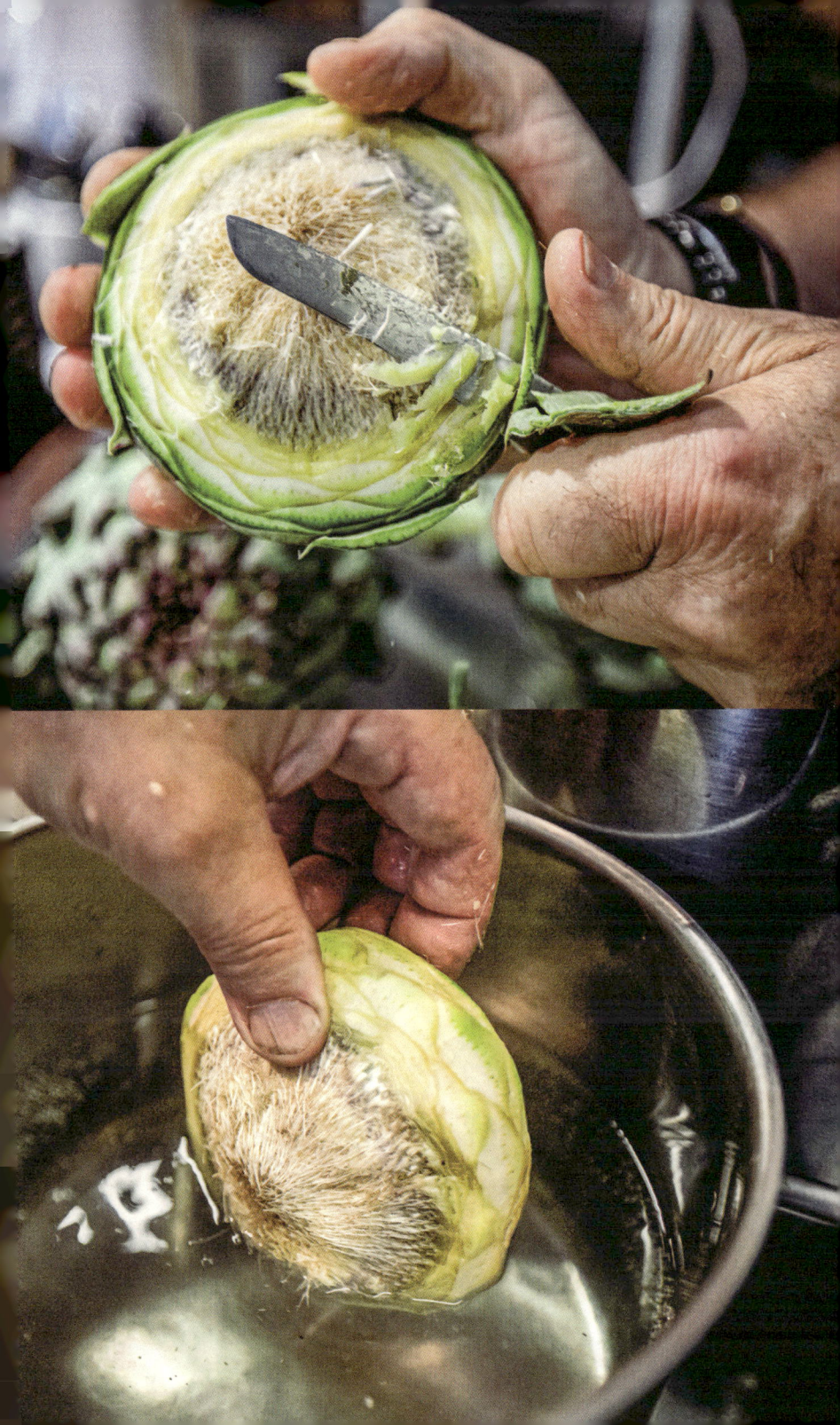

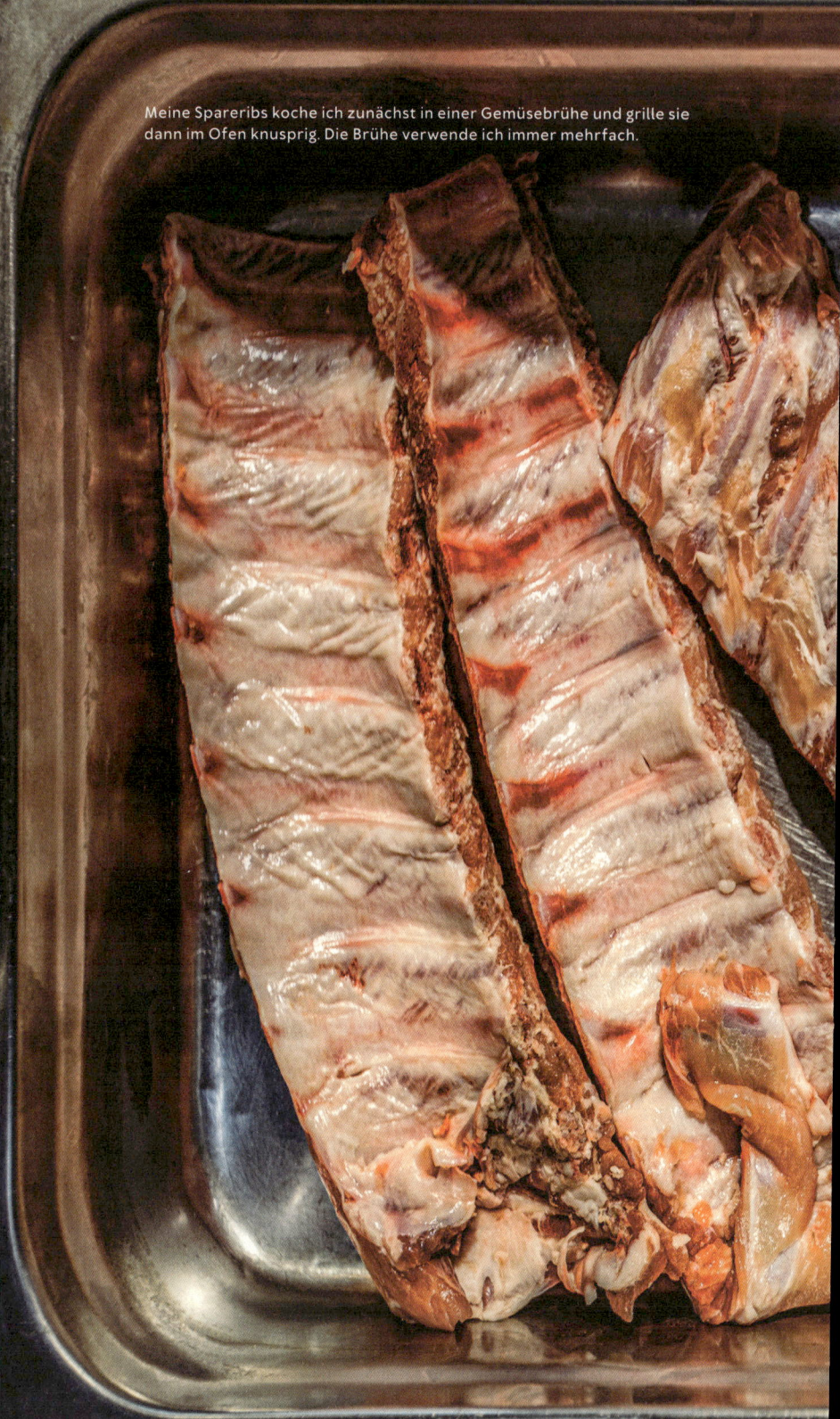

Meine Spareribs koche ich zunächst in einer Gemüsebrühe und grille sie dann im Ofen knusprig. Die Brühe verwende ich immer mehrfach.

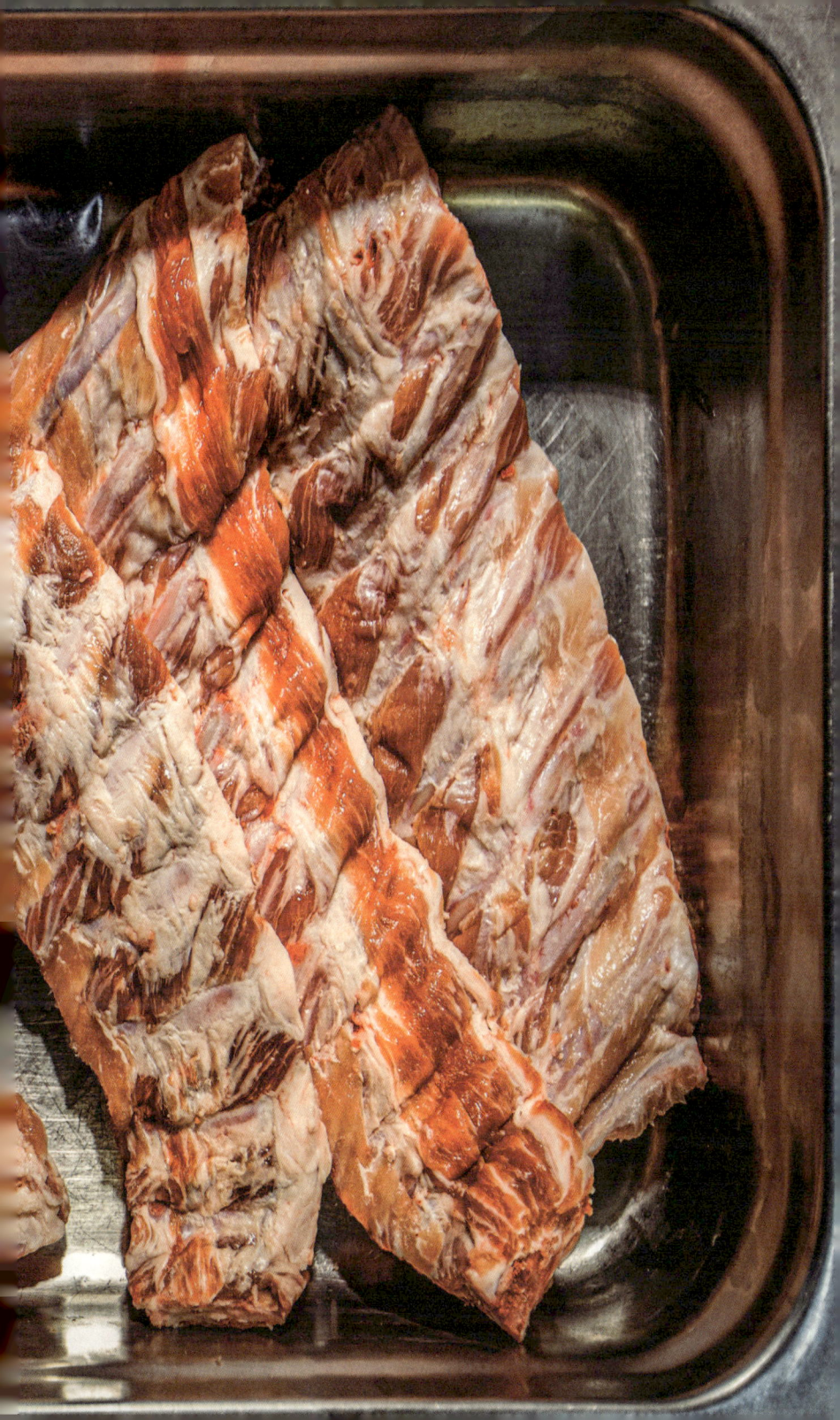

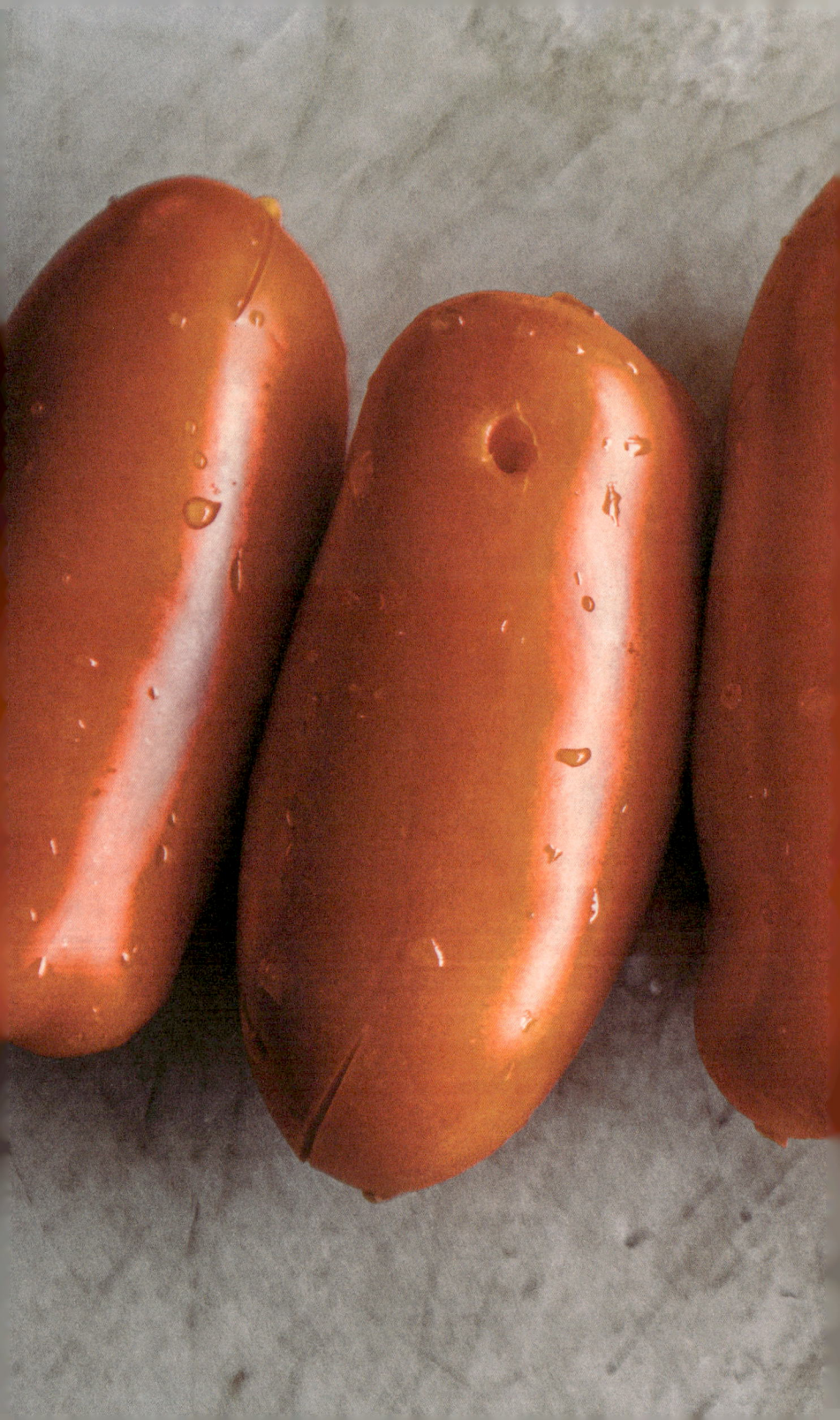

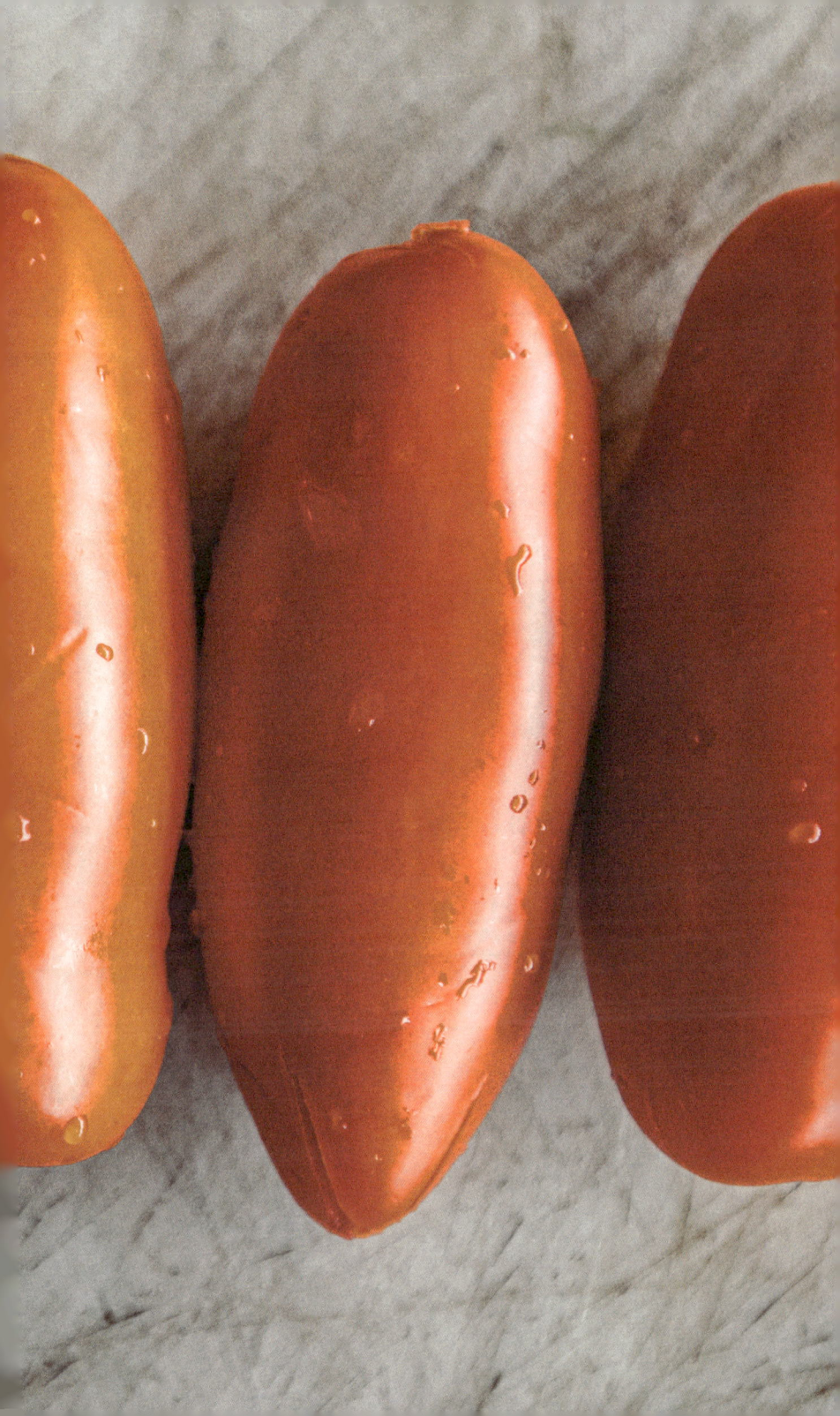

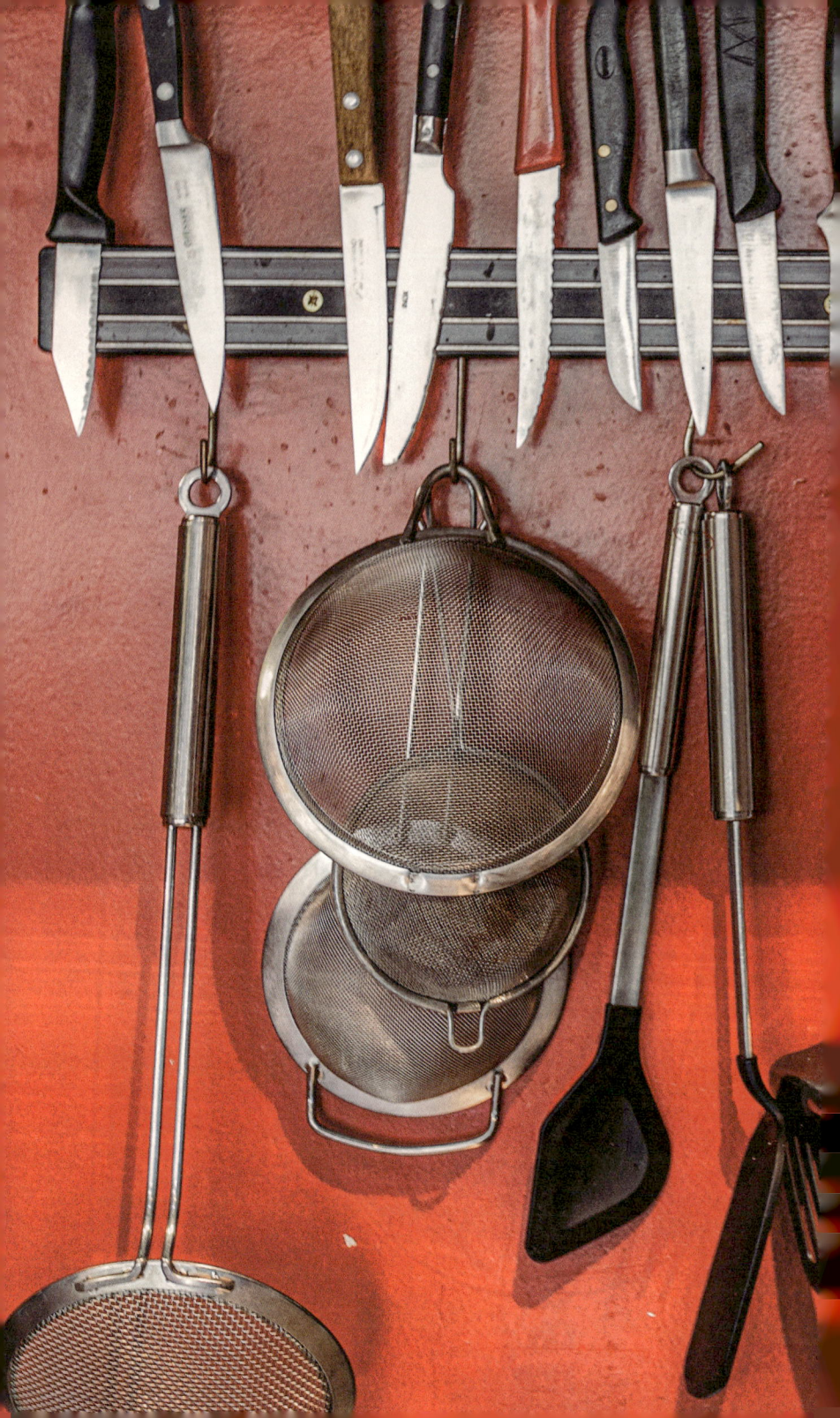

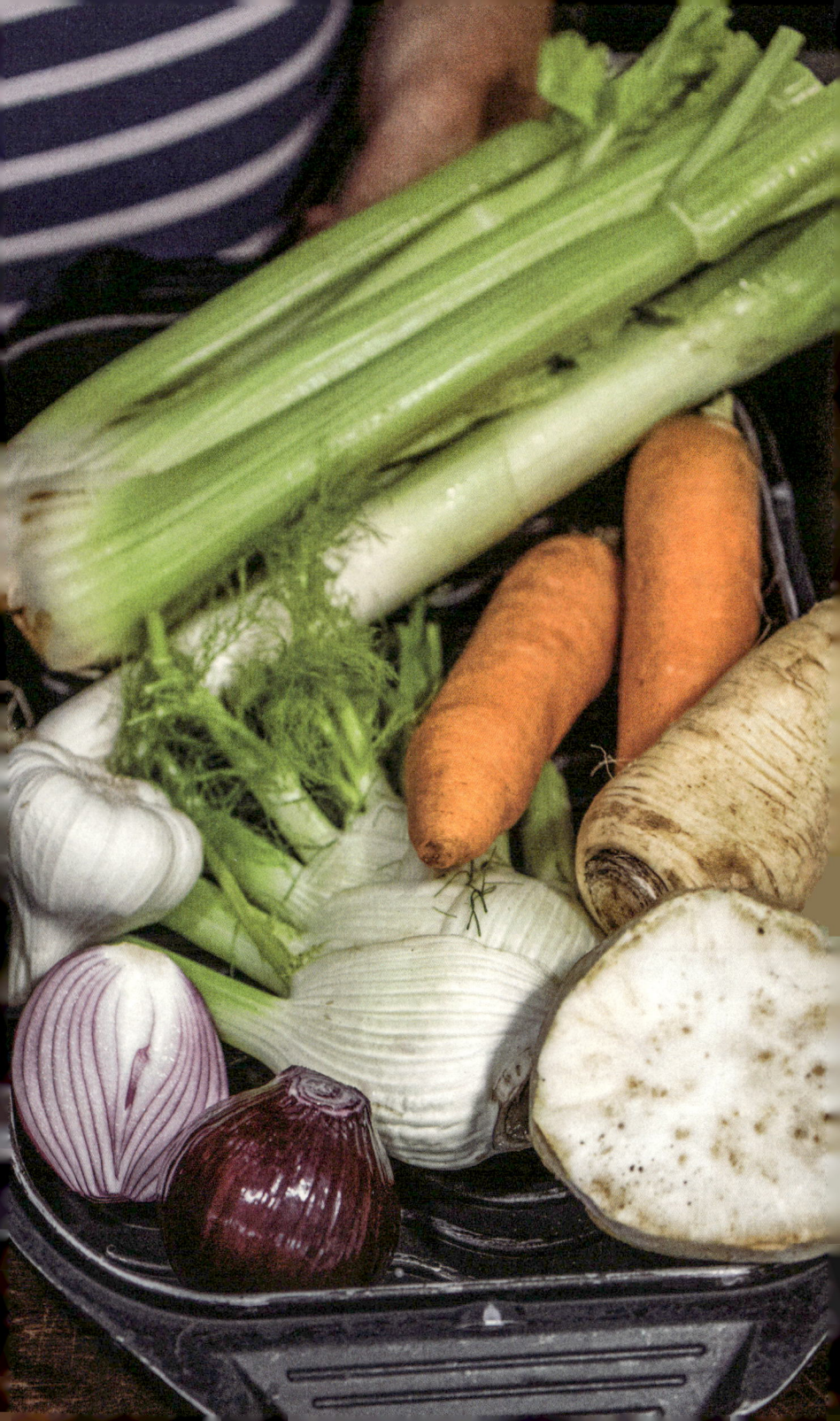

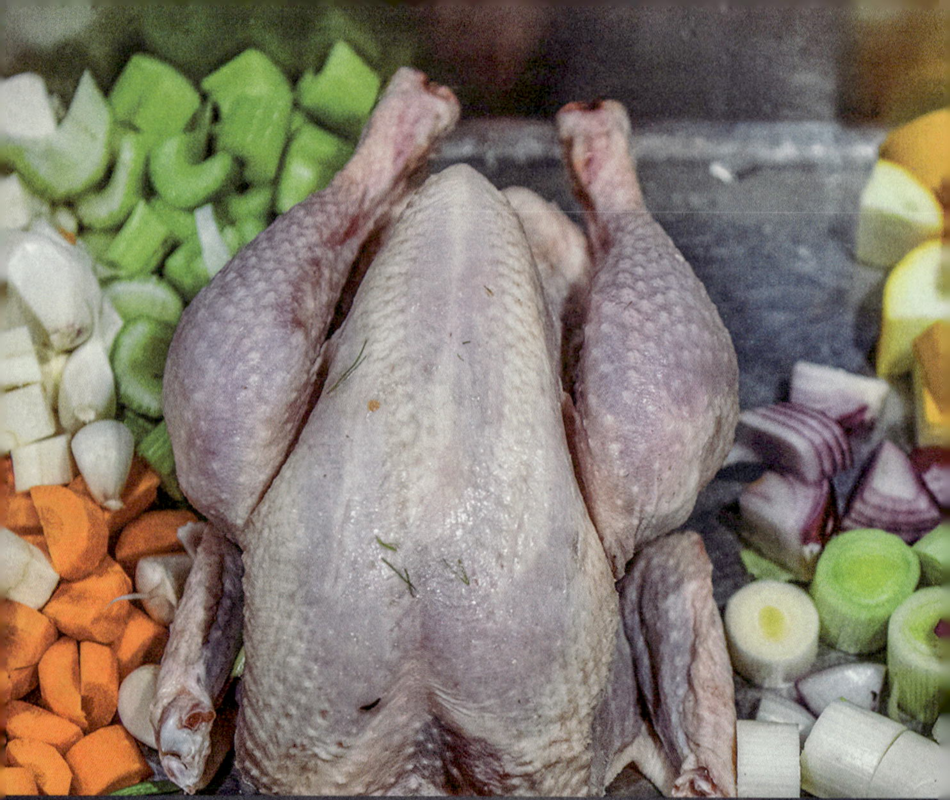

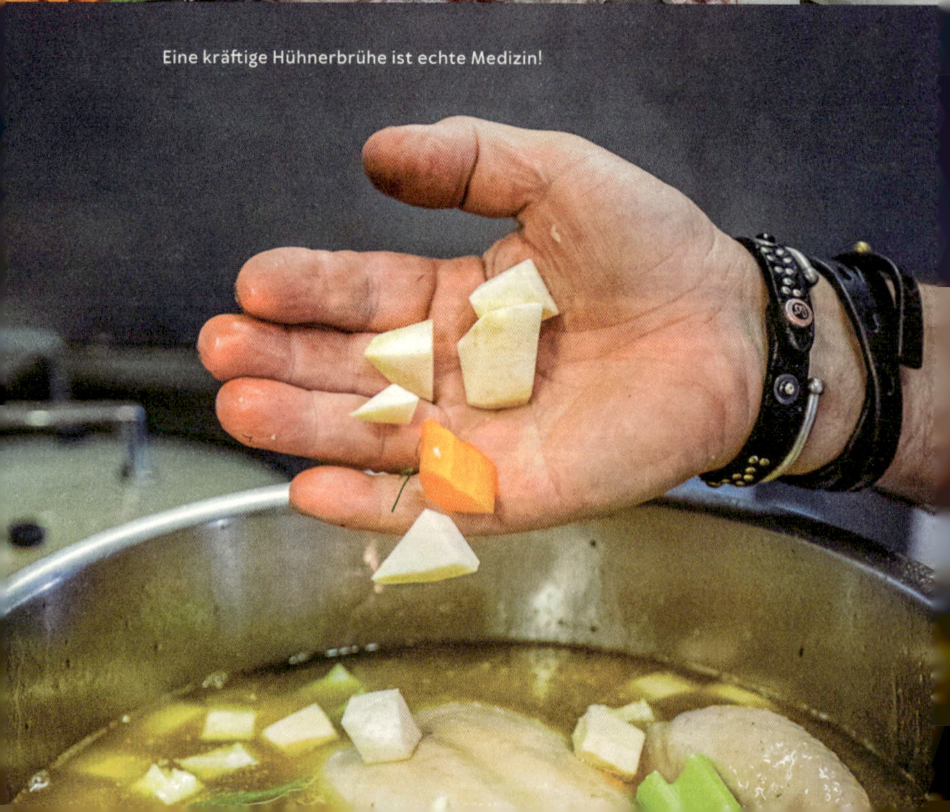

Eine kräftige Hühnerbrühe ist echte Medizin!

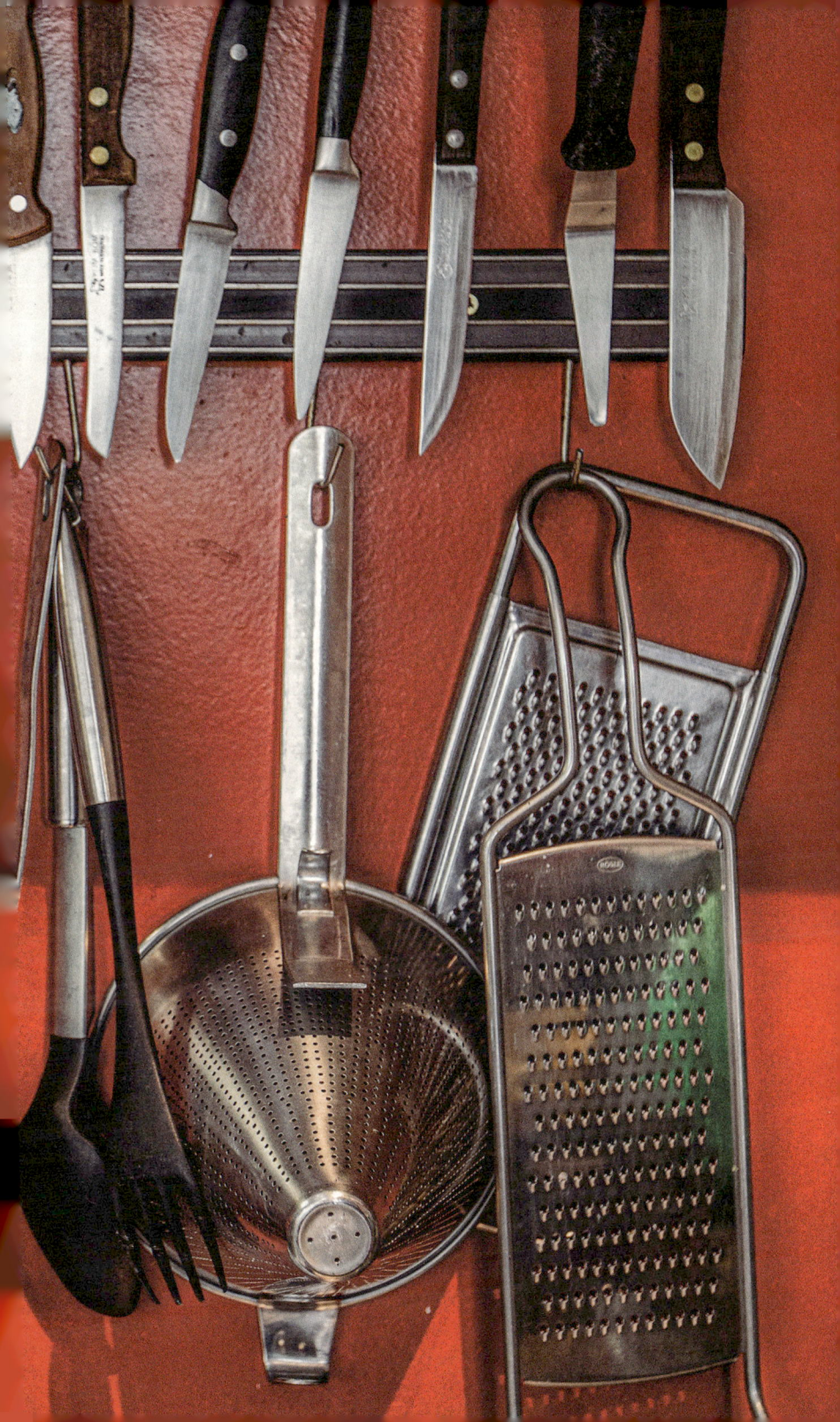

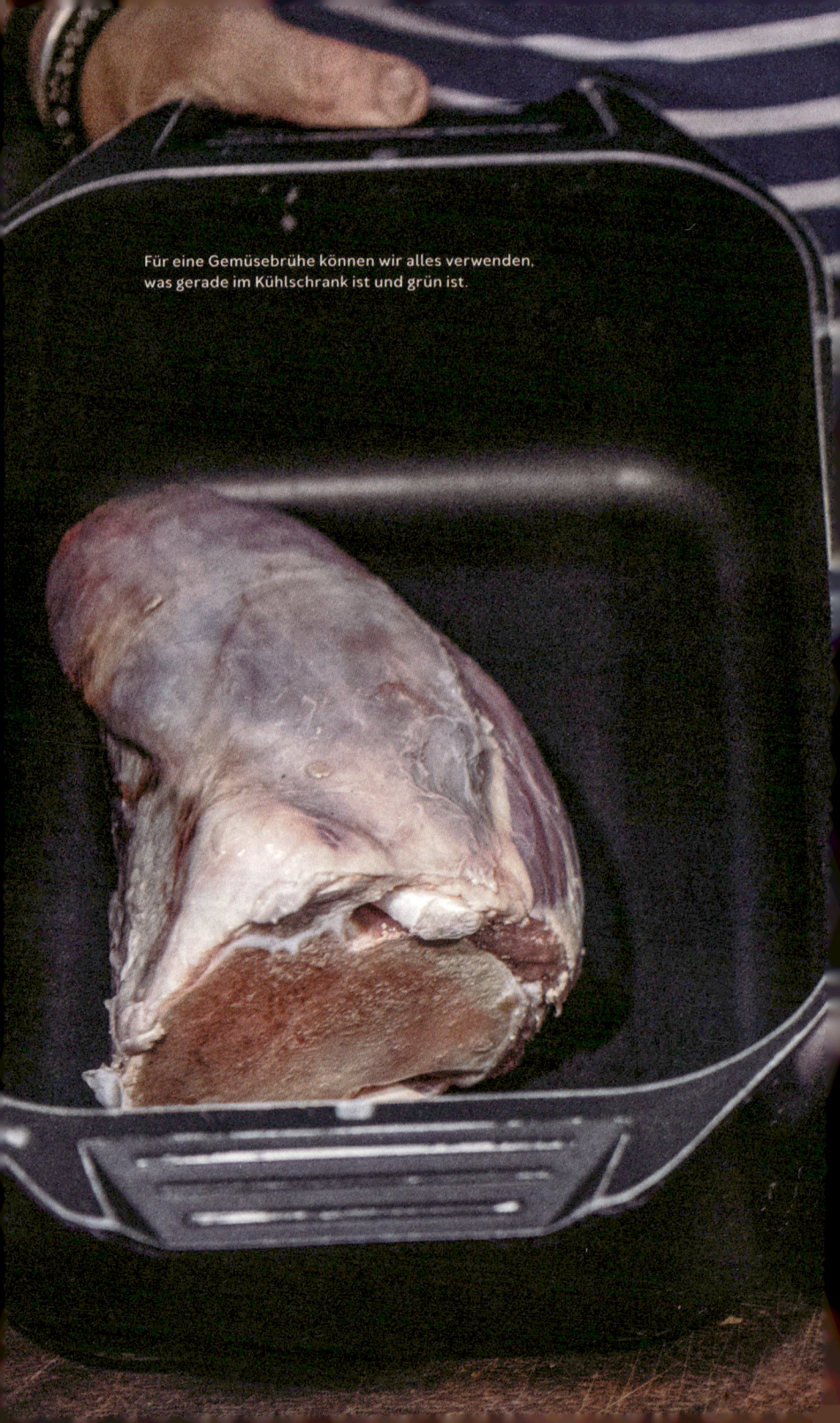

Für eine Gemüsebrühe können wir alles verwenden, was gerade im Kühlschrank ist und grün ist.